会说话的按摩书

王道全

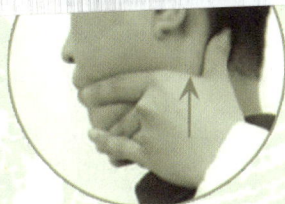

王道全　胡元峰　主编

著名中医推拿专家、山东中医药大学教授
全国统编教材《推拿学》前主要撰写人
中华中医药学会推拿分会常委
山东省名中医药专家

教你给家人按摩

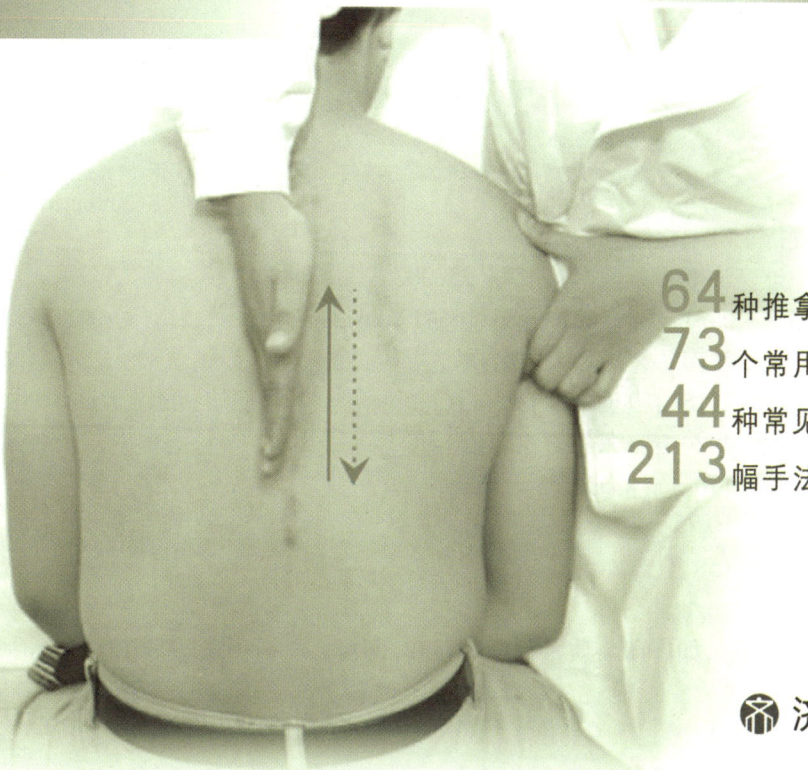

64 种推拿手法
73 个常用穴位
44 种常见病症的治疗
213 幅手法穴位诊疗图

济南出版社

图书在版编目（ＣＩＰ）数据

王道全教你给家人按摩／王道全，胡元峰主编. —济南：
济南出版社，2015.9（2024.4重印）

（会说话的按摩书）

ISBN 978－7－5488－1766－6

Ⅰ.①王…　Ⅱ.①王…　②胡…　Ⅲ.①按摩疗法（中医）—基本知识　Ⅳ.①R244.1

中国版本图书馆 CIP 数据核字（2015）第 212486 号

王道全教你给家人按摩
WANG DAOQUAN JIAONI GEI JIAREN ANMO

出 版 人　谢金岭
责任编辑　张所建
封面设计　侯文英

出版发行　济南出版社
地　　址　济南市二环南路 1 号（250002）
发行热线　0531－68810229　86116641　86131730
印　　刷　济南鲁艺彩印有限公司
版　　次　2015 年 9 月第 1 版
印　　次　2024 年 4 月第 3 次印刷
成品尺寸　170 mm×240 mm　16 开
印　　张　10.75
字　　数　158 千
定　　价　36.00 元

（济南版图书,如有印装质量问题,可随时调换。电话:0531－86131716）

本书编委会

主　　编　　王道全　　胡元峰

副 主 编　　王　进　　李　静　　周长春　　田端亮

　　　　　　崔晓鲁　　李志远　　邹　亮

编　　者　　李　娜　　祁小非　　石元哲　　王　磊

　　　　　　康林林　　田　明　　李玉实　　王飞龙

　　　　　　韩晓慧　　姚妍妍

操作指导　　王道全

摄　　影　　李博文

摄　　像　　李博文

制　　图　　李博文　　张　倩　　王百英　　郑　榕

视频制作　　李博文

操作示范　　李　娜　　石元哲　　祁小非　　郝云鹏

　　　　　　王　岩

主编简介

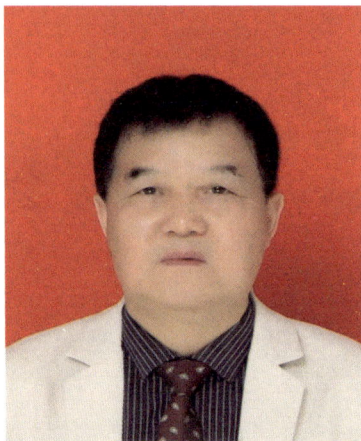

王道全 知名专家、教授、主任医师

　　王道全，山东省名中医药专家，山东省知名专家，山东省五级中医药师承教育项目指导老师，山东中医药大学教授、硕士研究生导师，山东省中医院主任医师，山东中医药大学第六届教学名师。曾任山东中医药大学推拿学教研室主任兼临床教研室主任，山东省中医院推拿科主任，山东省精品课程《推拿学》《小儿推拿》课程负责人，山东中医药大学《推拿治疗学》精品课程负责人，山东中医药大学推拿学优秀教学团队负责人，山东中医药大学教学督导委员会督导员，国家中医药管理局中医师资格认证中心命审题专家，中华中医药学会推拿分会常务委员、中华中医药学会整脊分会常务委员、中国针灸学会针推专业委员会常委、原中华人民共和国劳动和社会保障部专业技能鉴定保健按摩师高级考评员，山东中医药学会小儿推拿专业委员会顾问、山东针灸学会小儿经络推拿专业委员会顾问、山东省职业技能鉴定按摩师考评员、山东省科技计划与科技成果评审专家，《中华现代中西医杂志》《中华临床医学杂志》编委、《山东中医杂志》《山东中医药大学学报》审稿专家，济南市健康保健行业协会小儿推拿行业服务标准制定委员会名誉主任委员等。获省部级奖4项，厅局级奖6项。主编、副主编、编写推拿学著作和教材45部，其中主编"十二五"高等中医药院校规划教材《推拿医籍选》一部，连续副主编高等中医药院校 国家"十五""十一五""十二五""十三五"规划教材《推拿学》《针灸推拿学》等。发表推拿学术论文120余篇，培养推拿硕士研究生63名，曾应邀到国内高等中医药院校及国外日本大阪市等进行推拿学术交流。

　　从事中医推拿临床工作49年，擅长利用推拿辨证治疗成人常见病、多发病及疑难杂症，如颈椎病、肩关节周围炎、肱骨外上髁炎、腱鞘炎、腰椎间盘突出症、腰肌劳损、急性腰扭伤、腰椎后关节滑膜嵌顿、胃脘痛、感冒、头痛、失眠、高血压病、痛经、鼻炎、梨状肌综合征、增生性膝关节炎及各部位软组织损伤等，临床经验丰富，治疗效果显著。临床强调辨证选手法、辨证选穴位，手法娴熟，柔和深透，治疗时间短，疗效好，形成了独特的个人学术风格，深受广大患者的欢迎。

前　言

　　按摩又称推拿，是祖国医学的宝贵遗产，是传统医学宝库中的一颗明珠。按摩具有简便易行、无副作用、疗效显著等优点，历来受到医家与病人的欢迎。该书详细介绍了 64 个常用手法、73 个常用腧穴、44 种常见病症的治疗，收入人体穴位图示和手法诊疗操作图示 213 幅，典型验案 35 例，通俗易懂，颇为实用。

　　本书是一本学习成人推拿的入门书，特别适合广大家庭自习推拿防治疾病，也可供从事中医推拿临床、教学、科研的工作者和在校大学生学习借鉴。

　　本书在编写过程中，得到了济南出版社的大力支持，同时也得到了山东中医药大学推拿临床学教研室部分老师与研究生的支持，在此一并表示衷心的感谢。我们的编写工作难免有不足之处，恳请广大读者不吝指教，使本书更臻完善。

编者于山东中医药大学附属医院

2015 年 8 月

目　录

目录

目
录

第一章 成人推拿手法

第一节 单式手法

● 按法

【施术部位与方法】指按法（图1），即以拇指端或拇指螺纹面（指腹）垂直向下按压穴位的手法；掌按法（图2），即以双手掌重叠垂直向下按压体表部位的手法。操作时，施术部位要紧贴受术部位，垂直于受术平面向下按压；按压的力量要由小到大逐渐增加，不能用暴力突然按压。一般的部位或穴位按压0.5～1分钟即可。

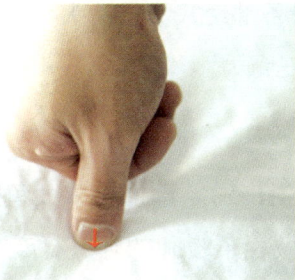
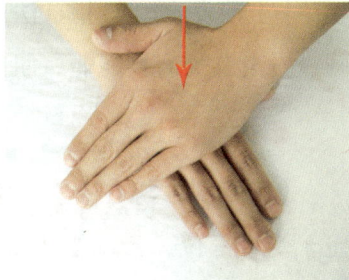

图1 指按法　　　　　　　　　　图2 掌按法

【作用】按法可以放松紧张的肌肉，具有行气活血、通络止痛、开通闭塞之效，同时又可以纠正胸、腰段脊柱的后弓畸形。

【主治及应用】按法主治头痛、感冒、失眠、胃炎、痛经及颈肩腰腿痛、肢体麻木等。指按法可用于全身各部的穴位，掌按法主要用于腹、背及下肢部。

● 指揉法

【施术部位与方法】指揉法，即以指端吸定于受术部位上，带动受术部位的皮肤做轻柔缓和的旋转揉动的手法，多以拇指端（图3）、中指端（图4）或食指端施术。操作时以腕关节和掌指关节主动发力，带动指端在受术部位上做顺时针方向或逆时针方向旋转揉动。一般的部位或穴位以揉动30~50次为宜。

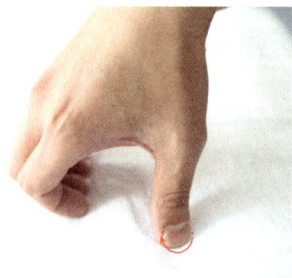

图3　拇指端揉法

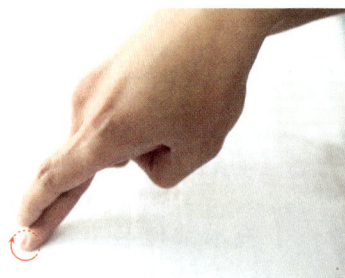

图4　中指端揉法

【作用】指揉法可以放松紧张、痉挛的肌肉，具有舒筋通络、行气活血止痛、调整脏腑功能之效。

【主治及应用】指揉法可用于全身各部经穴。主治头痛、感冒、失眠、胃炎及颈肩腰腿痛、肌肉麻木不仁等病症。

● 大鱼际揉法

【施术部位与方法】大鱼际揉法（图5），即以手掌大鱼际肌腹吸定于受术部位，带动受术部位的皮肤做轻柔缓和的环旋揉动或内外摆动的手法。施术时要求腕关节放松，以肘关节为支点，前臂主动发力带动手掌大鱼际肌腹做环旋揉动或内外摆动，使受术部位的皮下形成组织之间的内摩擦。

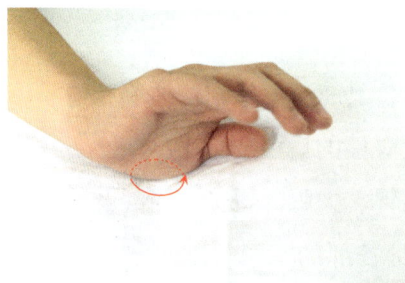

图5　大鱼际揉法

【作用】大鱼际揉法可以放松肌肉、缓解疲劳，具有行气活血、化瘀通络、理气止痛、消食化滞等作用。

【主治及应用】大鱼际揉法可用于头面、胸胁及四肢末端等软组织薄弱处。主治头痛、头晕、高血压病、胃炎、便秘，以及腕关节扭伤、踝关节扭伤等外伤引起的关节肿痛等病症。

● **掌根揉法**

【施术部位与方法】掌根揉法（图6），即以手掌根部吸定于受术部位，带动受术部位的皮肤做环旋揉动的手法。施术时要求腕关节放松，以肘关节为支点，通过前臂的回旋运动带动掌根部回旋揉动，使受术部位形成皮下组织间的内摩擦。揉动时力量由小到大逐渐增加。一般部位及穴位以揉动3~5分钟为宜。

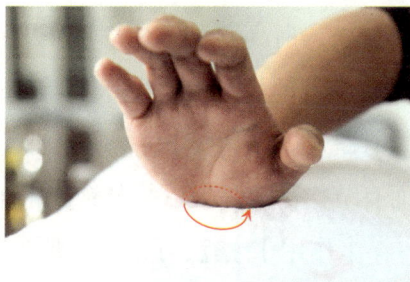

图6 掌根揉法

【作用】掌根揉法可以放松肌肉、缓解疼痛，具有舒筋通络、活血止痛之效。

【主治及应用】本法多用于背、腹部及四肢部。主治肩、背、腹部及四肢部的肌肉紧张、疼痛等症，以及肢体麻木不仁等。

● **滚法**

【施术部位与方法】滚法（图7、8、9、10），即以弓成弧形的手背于受术部位来回滚动的手法，具体施术部位为手背近小指侧的1/3~1/2区域或食、中、无名、小指的掌指关节的背侧突起。操作时要求肩

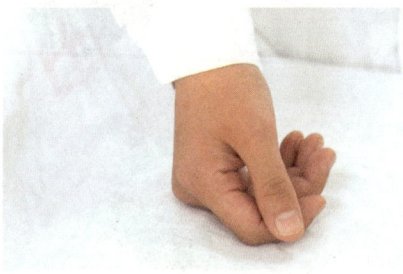

图7 滚法训练体位

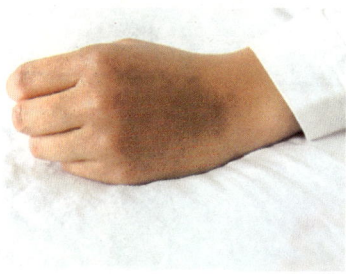

图8 滚法接触部位与吸定部位

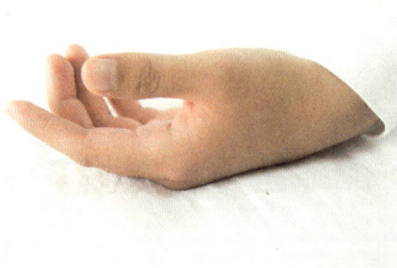

图9　屈腕和前臂外旋

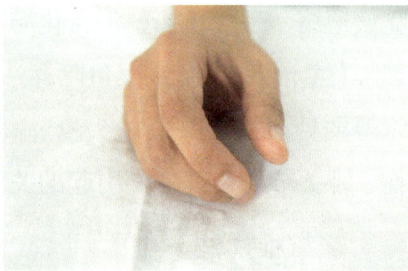

图10　伸腕和前臂内旋

部放松，肘高于腕，屈肘约120°，以肘关节为支点，通过前臂的内外摆动来带动弓形的手背来回滚动。在滚动时施术部位要紧贴体表，不能有跳动及前后拖擦；要做到压力、频率及摆动幅度保持一致，均匀而有节律性。一般以每分钟施术120～160次为宜。

【作用】擦法可以放松肌肉、缓解痉挛、消除疲劳，具有舒筋通络、行气活血、滑润关节及调整脏腑机能之效。

【主治及应用】擦法主要用于颈项、肩背及四肢部位，其中掌指关节擦法主要用于背、腰、臀等肌肉组织较丰厚的部位。主治颈、肩、腰、臀及四肢部位的痉挛、疼痛、风湿酸痛、麻木、肢体瘫痪、运动功能障碍等，以及胃炎、胃溃疡、腹泻、便秘、痛经、更年期综合征等病症。

● 拿法

【施术部位与方法】拿法（图11、12），即以大拇指与其余四指相对用力在一定部位或穴位上进行有节律的提捏的手法，可用单手操

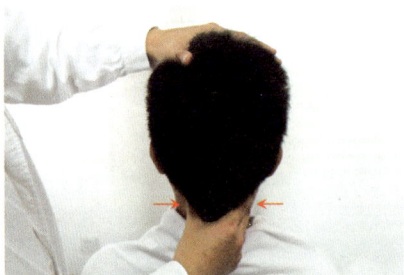

图11　颈部拿法

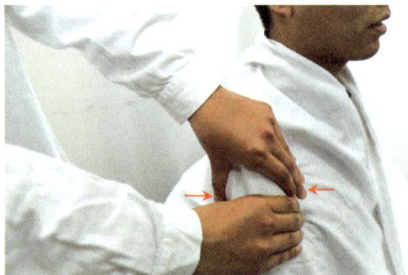

图12　肩部拿法

作，亦可用双手同时操作。拿法操作时一定要遵循指面用力，大把提拿，力量由轻渐重、不可骤然用力的原则，切不可用指端抠掐受术部位。一般以提拿 3～5 分钟为宜。

【作用】拿法可以放松肌肉、缓解疲劳、祛除疼痛，具有祛风散寒、舒筋通络、行气活血、开窍止痛等功用。

【主治及应用】拿法主要用于颈项部、肩部、背部、四肢部及头顶部等。主治颈椎病、肩周炎、背痛、肌纤维炎、腰椎间盘突出症等骨伤科疾病，以及头痛、头晕、失眠等内科疾病。

● 捻法

【施术部位与方法】捻法（图 13），即以拇指与食指罗纹面捏持住一定部位并相对用力搓揉的手法，也可以拇指罗纹面与食指中节桡侧（桡侧和尺侧在医学上表示方位。以手为例，手自然下垂，手掌向前，内侧即小指一侧为尺侧，外侧即拇指一侧为桡侧）缘相对用力进行操作。

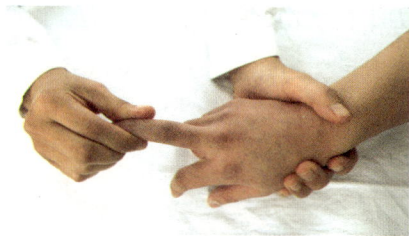

图 13　捻法

操作时要求动作轻快灵活，不可呆滞、死板。一般以操作 3～5 分钟为宜。

【作用】捻法可以改善局部血液循环，加快受损组织的修复，具有舒筋通络、行气活血、滑利关节等作用。

【主治及应用】本法主要用于手指或脚趾关节的扭挫伤、肿胀、疼痛、活动受限等。

● 理指法

【施术部位与方法】理指法（图14），即以食、中二指的中节夹持住受术手指，自手指根部向指尖部方向行滑动捋扯动作的手法。操作时以食指与中指的中节部位夹

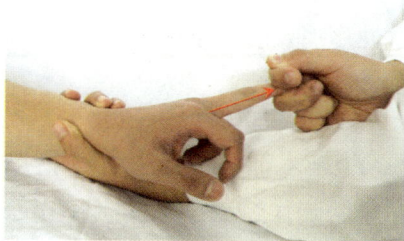

图 14　理指法

持患手指，用力均匀、平稳，滑动捋扯的动作宜较快，可依次于拇指、食指、中指、无名指、小指施术。各手指均以施术 2 ~ 5 遍为宜。

【作用】理指法可以理顺手指部的骨节、脉络，具有疏通经络、调畅气血、滑利关节之效。

【主治及应用】本法主要用于手指部。主治指部的伤筋、疼痛、麻木等病症。

● 屈指点法

【施术部位与方法】屈指点法，即屈曲手指，以指间关节的背侧突起点压体表部位或穴位的手法，多以拇指指间关节背侧突起的桡侧缘（图15）或食指近侧指间关节背侧突起（图16）施术。操作时要求用力平稳，由轻到重逐渐加力，以受术部位出现酸、麻、胀、痛等"得气"感为度，每穴以点压 0.5 ~ 1 分钟为宜。

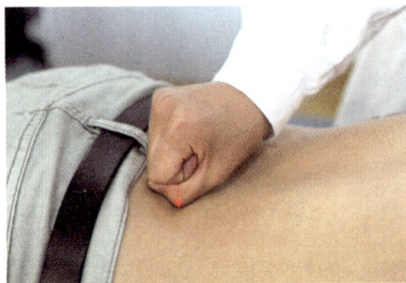

图 15　屈拇指点法

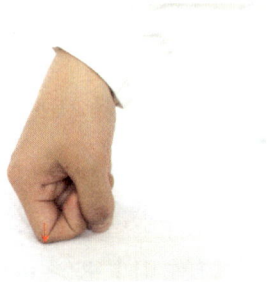

图 16　屈食指点法

【作用】本法能解除痉挛、缓解疼痛，具有开通闭塞、通经活络、解痉止痛、调整脏腑功能之效。

【主治及应用】本法可用于肩背、腰骶等处。主治肩背、腰骶部痉挛性疼痛及脘腹挛痛等。

● 中指点法

【施术部位与方法】中指点法（图17），即以中指指端于受术部位进行点压刺激的手法。操作时要求术手的拇指与食指分别置于中指的前后两侧夹持、固定中指，微微抬高前臂，屈曲肘关节及腕关节，集中意念对准穴位进行操作。一般每穴操作 1～3 次为宜。

【作用】本法可以解除痉挛、改善末梢神经感觉，具有解痉止痛、舒筋通络、行气活血、散寒理气、调理脏腑等作用。

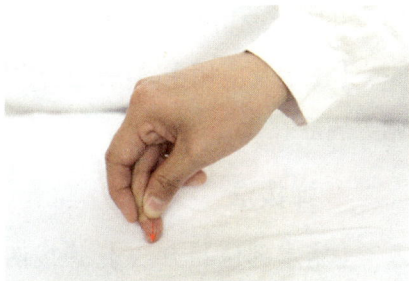
图 17　中指点法

【主治及应用】本法可用于肩、背、腰、骶及四肢部位。主治肌肉挛缩、关节屈伸不利、麻木不仁、风寒湿痹、半身不遂、痿证等。

● 捏脊法

【施术部位与方法】捏脊法，即以双手捏提住受术者脊柱两侧的皮肤，自骶尾部开始，捏提至大椎穴处的手法。通常以拇指罗纹面与食、中二指并拢的罗纹面相对用力捏提皮肤，拇指在后，食、中二指在前，食、中二指交替与拇指捏合、放松，双手交替捻动，前行至大椎（图 18）；或以拇指罗纹面与食指中节桡侧缘相对用力捏提皮肤，拇指在前，四指在后，双手交替捏合，前行至大椎处（图 19）。操作时双手要将皮肤捏起，随捏、随提、随放、随前行，注意捏起皮肤的多少与力量的大小要适当，不能抠掐，须沿直线前行。施术时可以"捏三提一"（即前捏 3 次向上提拉 1 次）或"捏五提一"（即前捏 5 次向上提拉 1 次）。一般操作 3～5 遍。

【作用】本法可以通调经络、脏腑，具有通经络、理气血、调阴

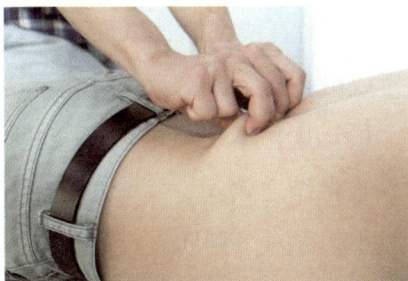
图 18　捏脊法（1）

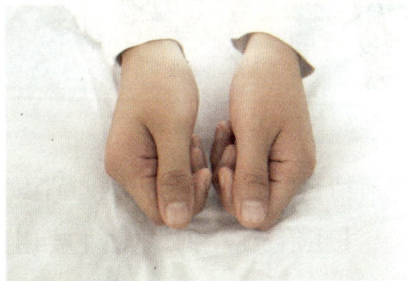
图 19　捏脊法（2）

阳、和脏腑、培元气等作用。

【主治及应用】本法主治失眠、神经衰弱、胃肠病及痛经、月经不调等病症。

● 弹拨法

【施术部位与方法】弹拨法（图20），即以拇指指端着力于受术

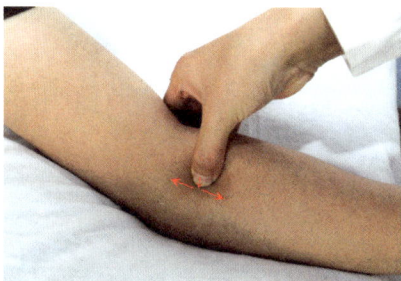

图20 弹拨法

部位，沿与肌肉、肌腱垂直的方向来回拨动，状似弹琴的手法。可以单拇指指端着力，亦可双拇指重叠施术。操作时要求拇指端按压的方向与受术平面相垂直，力量由轻渐重地来回拨动。一般操作3~5次。

【作用】本法可以解除痉挛、缓解疼痛，具有解痉止痛、行气活血、松解粘连等作用。

【主治与应用】本法多用于肩、背、腰、骶、臀及四肢部。主治网球肘、肩背部肌肉劳损、梨状肌综合征、腰肌劳损、小腿痉挛等。

● 刮法

【施术部位与方法】刮法（图21），即以某些器具（如盅、匙、

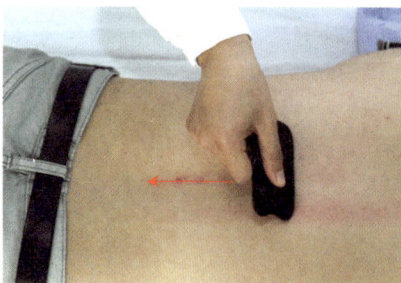

图21 刮法

杯、刮痧板等）的光滑边缘，于受术部位自上而下或自中线刮向一侧进行单方向刮拭的手法。操作时要求配以介质（如刮痧膏、麻油、水等），沿直线刮擦，以局部出现瘀紫或出痧为度。

【作用】本法可以调畅气机，具有清热凉血、降逆止呕、消积导滞、活血散结之效。

【主治及应用】本法主要用于脊柱两侧、颈项、胁肋、腹部及四肢部位。主治外感发热、中暑、恶心呕吐、腹泻、胸闷等病症。

● 肘运法

【施术部位与方法】肘运法（图22），即屈曲肘关节，以肘尖（尺骨鹰嘴处）置于受术部位或穴位，带动受术部位的皮肤做环形旋转的手法。操作时要求用力均匀、柔和，速度稍快。一般以施术 3～5 分钟为宜，术后局部可有发热感。

【作用】本法可解除痉挛、缓解疼痛，具有疏通经络、行气活血、引气血下行及清泻肝胆之火等作用。

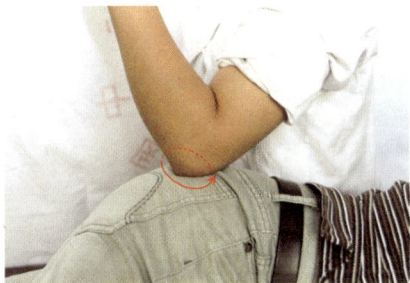

图 22　肘运法

【主治及应用】本法多用于臀部及下肢后侧等肌肉组织丰厚的部位。主治腰背痛、下肢痛麻、坐骨神经痛及肝阳上亢等病症。

● 膊运法

【施术部位与方法】膊运法（图23），即屈曲肘关节，以前臂尺侧肌肉丰满处（尺侧腕屈肌）附着于受术部位，带动受术部位的皮肤做轻柔缓和的回旋运动的手法。操作时要求轻柔缓和，臂腕放松，不能拖擦。一般施术 3～5 分钟。

【作用】本法可以放松肌肉、改善血液循环，具有舒筋通络、行气活血、解痉止痛等作用。

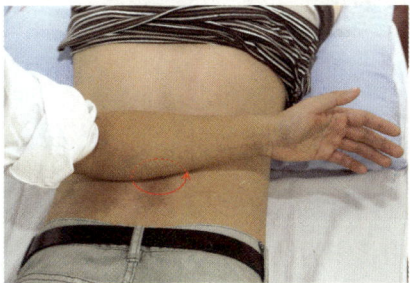

图 23　膊运法

【主治及应用】本法多用于肩、背、腰及下肢后侧等部位。主治颈椎病、肩周炎、背腰肌纤维炎、腰椎间盘突出症及下肢关节疼痛、麻木等病症。

● 肘压法

【施术部位与方法】肘压法（图24），即屈曲肘关节，以肘尖（尺骨鹰嘴）于受术部位或穴位上做持续或间歇性按压的手法。操作时要

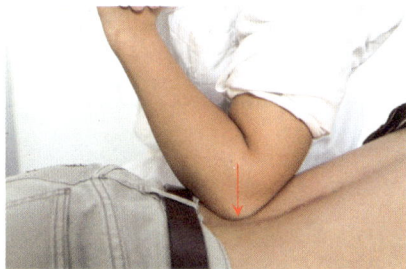

图 24　肘压法

求肘关节屈曲，前臂掌侧面朝向操作者前胸，按压的方向要与受术平面相垂直，力量由小到大逐渐增加，不能侧向滑动，可以另一手扶持术手加压辅助。一般以施术 1～3 分钟为宜。

【作用】本法可以解除肌肉痉挛、缓解疲劳，具有祛风散寒、行气活血、开通闭塞、解痉止痛之效。

【主治及应用】本法主要用于肩、背、腰、臀及大腿后侧肌肉丰厚的部位。主治颈、肩、背、腰及下肢部疼痛、拘挛等病症。

● 搓法

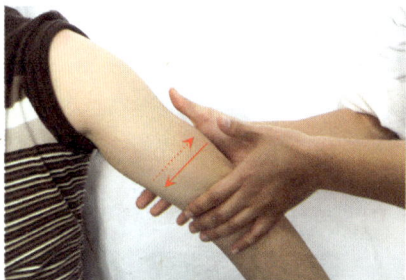

图 25　搓法

【施术部位与方法】搓法（图 25），即以双手掌相对用力，夹持住受术部位，快速搓揉并上下往返移动的手法。操作时要求用力对称、均匀，搓动的速度要快，移动的速度要慢。一般施术 2～3 遍。

【作用】本法可以放松肌肉、调畅气血，具有舒筋通络、调和气血等作用。

【主治及应用】本法主要用于上肢、下肢及胁肋部，多与抖法合用，作为结束治疗的手法。主治上肢或下肢紧张、疼痛、麻木及胁肋部胀痛不适等症。

● 搓掌法

【施术部位与方法】搓掌法（图 26），即术者一手握持受术手的拇指与第一掌骨，另一手握持受术手的小指与第五掌骨处，进行前后交替的快速灵活搓动的手法。操作时要求受术手背朝向术者，动作灵活而协调。一般施术 10～20 次或以搓热为度。

【作用】本法可以改善手掌部血液循环，具有舒筋通络、行气活血止痛等作用。

【主治及应用】本法多用于手掌部位。主治手指（手掌）麻木不通、肌肉萎缩、握力减弱、冷痛不适等。

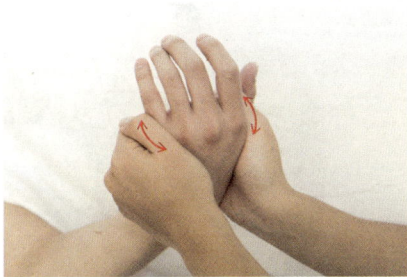
图 26　搓掌法

● 摩法

【施术部位与方法】摩法，即以手掌面（图 27）或食、中、无名、小指四指指面（图 28），附着于受术部位，做有节律的环形平移的手法。操作时要求腕、肘关节放松，以上臂带动施术，掌指要自然伸直，动作缓和而协调。一般施术 3～5 分钟。

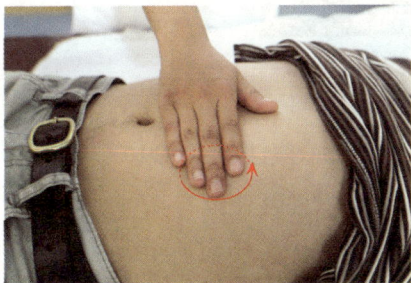
图 27　掌摩法

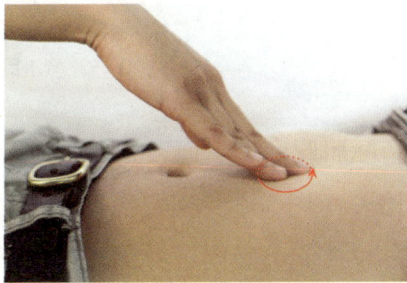
图 28　指摩法

【作用】本法可以调畅气机、放松肌肉组织，具有消积导滞、和中理气、调节胃肠、舒筋活血等作用。

【主治及应用】本法多用于胸腹、胁肋部及四肢远端肌肉组织较为薄弱处。主治胃炎、胃溃疡、消化不良、不欲饮食、腹泻、便秘及外伤引起的红肿疼痛等病症。

● 擦法

【施术部位与方法】擦法，即术手的着力部位在受术部位上所做的来回直线摩擦的手法。其着力部位有手指面、手掌小鱼际肌腹、手掌大

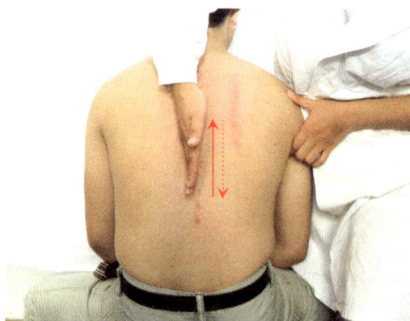

图 29　小鱼际擦法

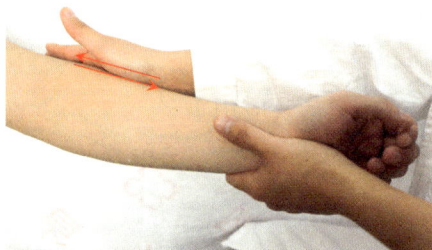

图 30　大鱼际擦法

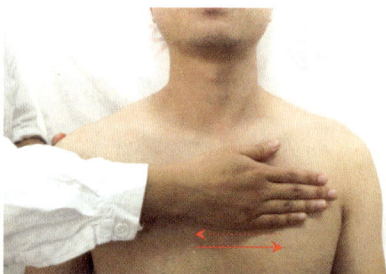

图 31　掌擦法

鱼际肌腹和手掌面，分别称为指擦法、小鱼际擦法（图 29）、大鱼际擦法（图 30）和掌擦法（图 31）。操作时要求做到以下几点：①受术部位要充分暴露，并涂以按摩乳等介质；②着力面要紧贴受术平面，不能离开；③要沿直线方向来回推擦，前推时为实力，收回时为虚力；④推擦的幅度要由小渐大逐渐拉长；⑤术者用力平稳，动作均匀，自然呼吸，不能屏气；⑥以擦至"透热"（局部有灼热感）为度；⑦频率为 100～200 次/分钟。

【作用】本法可以调畅气机、改善血液循环，具有温经通络、行气活血、消肿止痛、健脾和胃等作用。

【主治及应用】指擦法多用于头面部；小鱼际擦法多用于背、腰部及下肢部；大鱼际擦法主要用于四肢部，尤其是上肢部；掌擦法多用于背、腰、骶及胁肋部。主治颈、肩、腰、四肢部疼痛和麻木不通，以及胁肋部胀闷等症。

● 推法

【施术部位与方法】推法，即以施术部位于受术部位上进行单方向直线推动的手法。其着力部位有指端或罗纹面、手掌、肘尖，分别称为指推法（图32）、掌推法（图33）和肘推法（图34）。操作时要求指、掌、肘等着力部位要紧贴受术部位，用力平稳，动作缓慢而均匀。一般施术3~5遍。

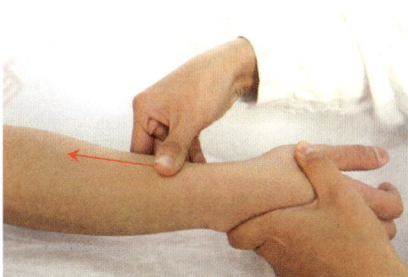

图32　指推法

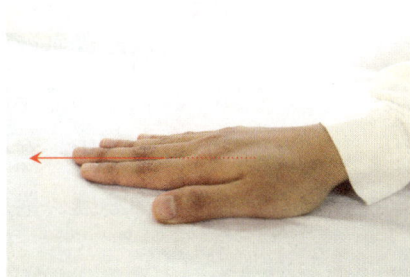

图33　掌推法

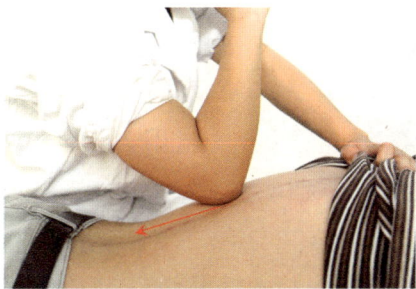

图34　肘推法

【作用】本法可以改善血液循环，具有舒筋通络、兴奋肌肉、祛除疲劳等作用。

【主治及应用】指推法多用于头面部、颈项部及上肢部等处，掌推法多用于肩、背、腰及下肢部等处，肘推法多用于背腰部两侧膀胱经处。主治肩、背、腰及四肢部位痉挛、紧张、疼痛、疲劳，以及高血压病等病症。

● 挠法

【施术部位与方法】挠法（图35），即将术手食、中、无名三指

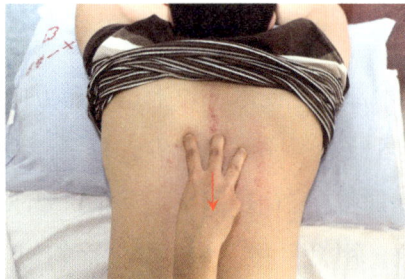

图 35　挠法

指端屈曲如钩状，中指端置于脊正中线，食指端和无名指端分居两侧，用力自大椎穴处向下直线划挠至骶部的手法。操作时先将指甲修剪得短而圆滑，不要损伤皮肤；划挠的速度要快；可涂以适量的介质。一般施术至脊柱部有烧灼感为宜。

【作用】本法可以改善血液循环，具有解肌透表、温中散寒、疏通气血、开通瘀闭、扶正祛邪等作用。

【主治及应用】本法用于脊柱及两侧夹脊穴。主治风寒感冒、腰背酸痛、畏寒肢冷、精神萎靡、倦怠乏力、食欲不振等。

● **抹法**

【施术部位与方法】抹法（图 36），即以单手或双手拇指罗纹面于受术部位沿上下方向或左右方向往返移动的手法。操作时不能用力按压，要做到轻而不浮、重而不滞。一般施术 30 ~ 50 次。

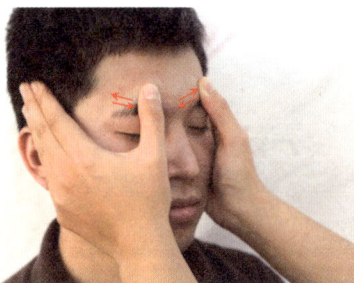

图 36　抹法

【作用】本法可以改善血液循环、兴奋末梢神经，具有开窍镇静、醒脑明目等作用。

【主治及应用】本法多用于头面部。主治头晕、头痛、感冒、高血压病等。

● **抖法**

【施术部位与方法】抖法（图 37），即双手握住受术肢体的远端，做上下方向连续小幅度快速抖动的手法。操作时双手握持的力量不要过大，抖动的幅度要小、频率要快，连续而协调，术者要自然呼吸，不能屏气。一般操作 2 ~ 3 遍。

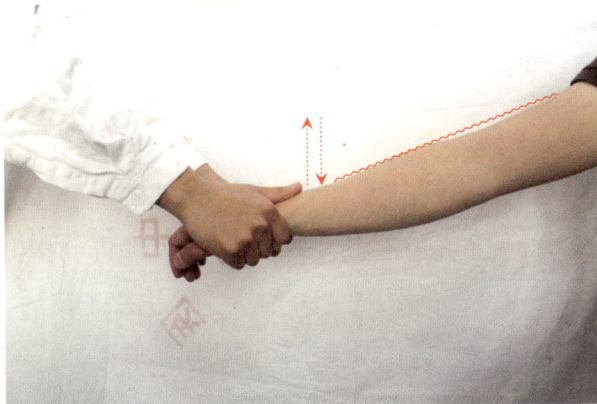

图37 抖法

【作用】本法可放松肌肉组织，具有舒筋通络、调和气血等作用。

【主治及应用】本法多用于四肢部，尤其是上肢部。多与搓法合用，作为治疗的结束性手法。主治四肢酸痛、麻木等症。

● 振法

【施术部位与方法】振法，即以前臂背侧伸肌群与掌侧屈肌群交替收缩、舒张，带动施术部位在受术部位上产生上下振动效应的手法。其着力部位为中指端或手掌，分别称为指振法（图38）、掌振法（图39）。操作时要求集中意念于中指端或掌心内劳宫，自然呼吸，不能屏气，以前臂主动小幅度、快频率地屈伸完成振动。一般施术2~5分钟。

【作用】本法可以兴奋神经、调理胃肠，具有疏通经络、祛瘀消积、和中理气、消食导滞、调节胃肠功能等作用。

【主治及应用】指振法多用于对穴点的操作，掌振法多用于腹部、

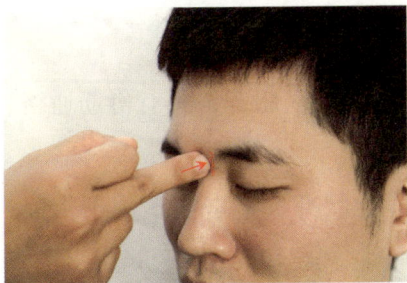

图38 指振法

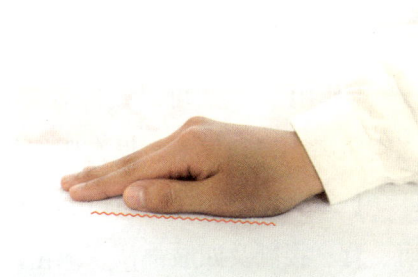

图39 掌振法

腰骶部等面状部位的操作。主治头痛、头晕、失眠、腰骶部疼痛、胃炎、脘腹胀满、腹泻等病症。

● 击法

【施术部位与方法】击法，即以着力部位有弹性地垂直击打体表的手法。其着力部位主要有拳背、手掌、掌侧小鱼际和指尖等，分别称为拳背击法（图40）、掌击法（图41）、侧击法（切法，图42）和指尖击法（图43）等。操作时要求动作快而富有弹性，接触体表后随即弹离开；击打的方向要与体表相垂直，不能抽动或擦动；动作要快慢均匀而有节律。一般施术3~5遍。

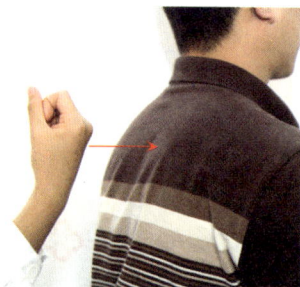
图40 拳背击法

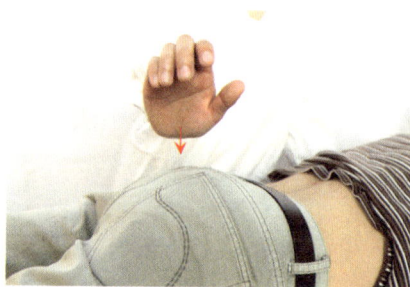
图41 掌击法

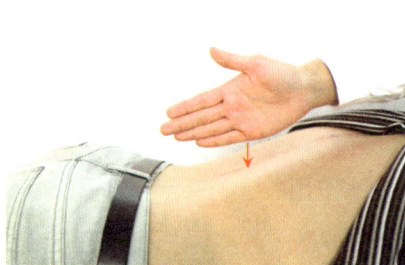
图42 侧击法

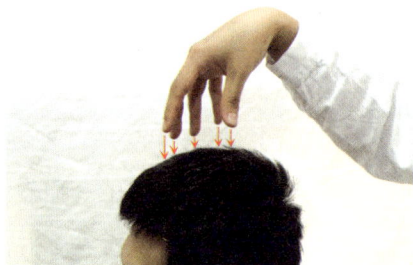
图43 指尖击法

【作用】本法可以改善血液循环、兴奋肌肉组织，具有舒筋通络、兴奋肌肉、调和气血、振奋阳气等作用。

【主治及应用】拳背击法多用于背、腰部，掌击法多用于头顶、肩、背、腰骶及四肢部位，侧击法多用于背、腰及下肢部，指尖击法多用于头顶部。主治风湿痹痛，面部感觉迟钝、麻木不仁，肩、背、腰及

四肢部酸痛、肌肉紧张，头痛，高
血压，半身不遂等。

● 合掌剁法

【施术部位与方法】合掌剁
法（图44），即施术者以双手掌
心相对、合拢，各指略分开，以肘
关节为支点，前臂垂直于受术部位
起落剁击，剁之"咔咔"有声的手

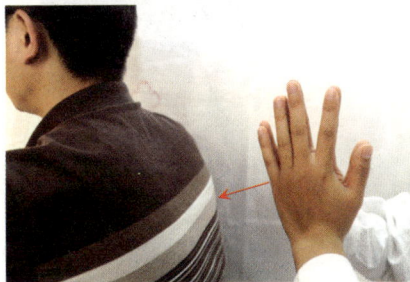

图44 合掌剁法

法。操作时要求以肘关节为支点，通过前臂带动手掌的起落剁击，手
法要快慢一致、富有弹性。一般施术1~3分钟。

【作用】本法可以放松面部、理畅气机，具有舒筋活血、通络止
痛、宽胸利膈、理气化痰之效。

【主治及应用】本法多用于肩、背及四肢部位。主治肩、背、腰部
僵硬疼痛，四肢酸痛，全身无力，胸膈满闷，咳嗽痰喘等病症。

● 拍法

【施术部位与方法】拍法（图45），
即以虚掌拍打体表的手法。操作时以
虚掌（手指自然并拢，掌指关节略
屈）着力，垂直于体表做有弹性、富
有节律的拍打。一般施术3~5遍。

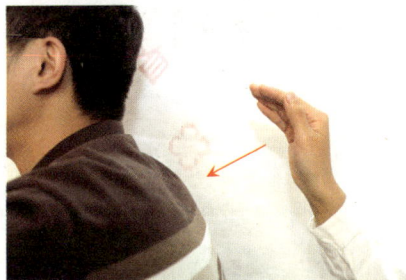

图45 拍法

【作用】本法可以改善血液循
环、兴奋肌肉，具有舒筋通络、行气活血、兴奋组织之效。

【主治及应用】本法多用于肩、背、腰、骶及下肢后侧等部位。主
治肩、背、腰、臀、下肢部风湿酸痛，面部感觉迟钝、麻木不仁，以及
肌肉痉挛、慢性肌肉劳损等病症。

● 分额法

【施术部位与方法】分额法（图46），即以两拇指由印堂穴推至

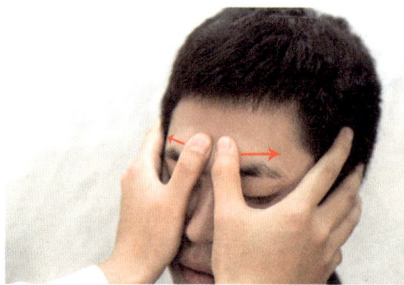

图 46 分额法

前额发际，再沿额中分抹至两侧发际的手法。操作时要求用力轻柔缓和，轻而不浮、重而不滞，可涂以适量介质。一般施术 30～50 次。

【作用】本法可以改善血液循环、调节神经功能，具有疏通气血、镇静安神、明目止头痛等作用。

【主治及应用】本法用于前额部位。主治头痛、头晕、头胀、失眠、多梦、视力减退等。

● 捏眉法

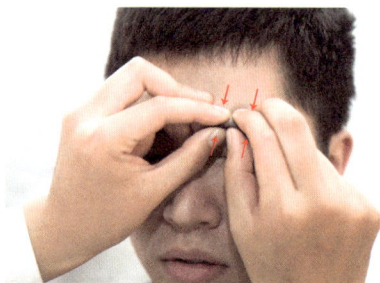

图 47 捏眉法

【施术部位与方法】捏眉法（图47），即以双手拇指与食指罗纹面相对用力捏持住受术者两眉部，轻巧而灵活地自眉弓内端向外捏至眉梢的手法。操作时不要抠掐，动作要轻巧而连贯。一般施术 5～10 遍。

【作用】本法可改善血液循环、调节神经功能，具有疏风解表、醒脑明目、安神宁志、止头痛等作用。

【主治及应用】本法用于两眉部位。主治感冒头痛、失眠、多梦、两目干涩、视物疲劳、近视、弱视等病症。

● 摇颈法

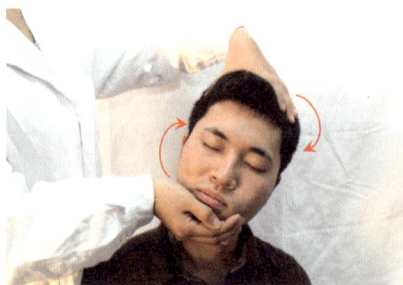

图 48 摇颈法

【施术部位与方法】摇颈法（图48），即术者一手扶固患者头顶后部，另一手托扶其下巴颏，双手协同用力左右环转摇动颈项部的手法。操作时要求双手动作协调，幅度由小到大逐渐增加，在颈椎生理活动范围内进行摇动。一般施术 3 ~ 5 遍。

【作用】本法可以缓解肌肉紧张、改善颈椎功能活动，具有疏通经络、行气活血、滑利关节等作用。

【主治及应用】本法用于颈项部。主治颈项疼痛、僵硬和落枕、颈椎病等病症。

● 扳颈法

【施术部位与方法】扳颈法（图49），即受术者颈椎前屈，术者一手扶持其头枕部，另一手托扶其下颌部，使头向某一侧旋转至最大限度时，双手协调动作，做一瞬间的、快速的、反方向的、小幅度的、有控制的推冲动作，使颈椎再旋转 5° ~ 10° 的手法。操作时须保持颈椎前屈位，切勿在颈椎后仰位

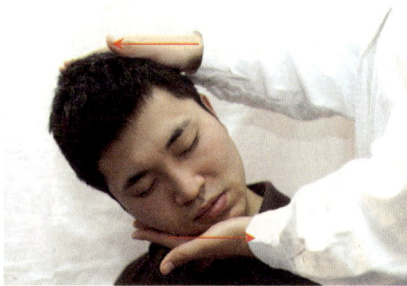

图49　扳颈法

扳动；术前应使受术者颈项部充分放松；扳动时要施以巧力寸劲。一般左右各 1 次即可。

【作用】本法具有舒筋通络、滑利关节、理筋整复、纠正解剖位置失常等作用。

【主治及应用】本法用于颈项部。施术前应排除颈椎骨折、骨桥形成及严重骨质疏松等。主治颈椎病、落枕及颈椎小关节紊乱等病症。

● 颈部拔伸法

【施术部位与方法】颈部拔伸法，即术者双手拔伸牵拉颈项部的手法。一般情况下，受术者取坐位，术者站于其身后，双拇指指端置于其两侧风池穴上，双手掌托住其两侧下颌角的前下方，以两前臂尺侧压于其双肩上，双手掌同时向上托起，拔伸受术者颈椎，此为平端拔伸法（图50）。受术者亦可取仰卧位，全身放松，术者坐于受术者头侧，一手托其下颏，另一手托扶其后枕部，背腰部用力后伸带动双

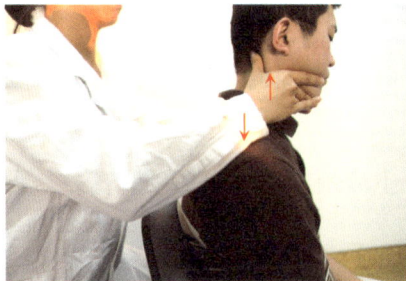

图 50 颈部平端拔伸法

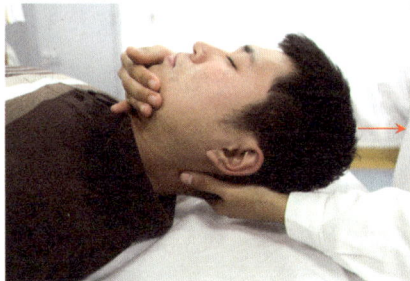

图 51 颈椎仰卧位拔伸法

手牵拉受术者在床面上平移滑动，此为仰卧位拔伸法（图 51）。颈部拔伸法操作时要求受术者颈椎前倾 5°~15°，逐渐用力持续拔伸。一般施术 1~2 分钟。

【作用】本法可解除肌肉紧张、缓解疲劳，具有解痉止痛、拉宽椎间隙、松解粘连、滑利关节等作用。

【主治及应用】本法用于颈项部。施术前应排除颈椎骨折、骨桥形成及严重骨质疏松等。主治颈椎病、颈椎间盘突出症、颈椎小关节紊乱、落枕等病症。

● 端提颈椎法

【施术部位与方法】端提颈椎法，即低坐位颈椎拔伸法。受术者坐于底凳上，术者以马步立于其一侧，以屈曲的肘窝托住其下颌部，上臂及前臂、手掌于其头部两侧夹扶固定，另一手扶持于其后枕部（图 52）；

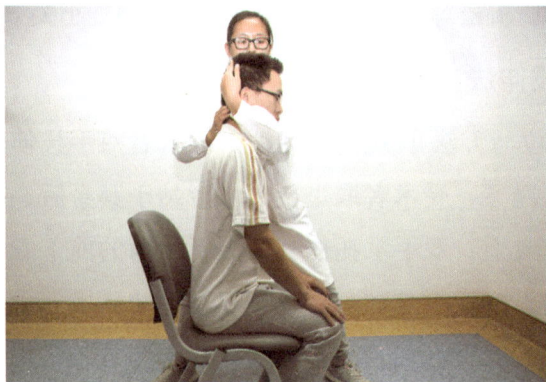

图 52 端提颈椎法（1）

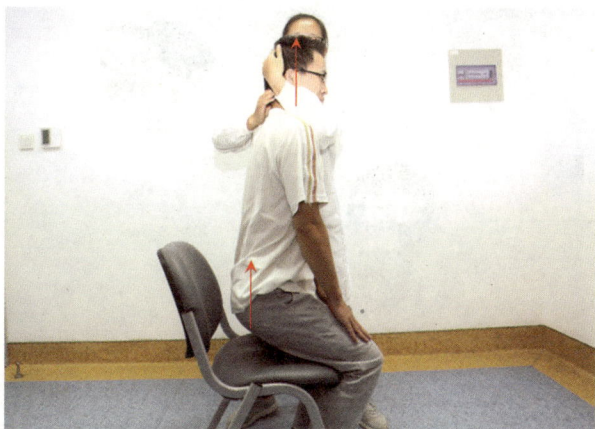

图 53　端提颈椎法（2）

然后术者身体逐渐挺直，由马步姿势变为直立位，将受术者的头向上提拉，与其自身重量相对抗，拔伸颈椎（图 53）。操作时起势要平稳，用力缓和，持续 1～2 分钟。

【作用】本法可解除肌肉痉挛、缓解疲劳，具有舒筋通络、解痉止痛、拉宽椎间隙、松解粘连、理筋整复等作用。

【主治及应用】本法用于颈项部。主治颈椎病、颈椎间盘突出症、颈椎骨错缝、落枕等病症。

● 肩关节摇法

【施术部位与方法】肩关节摇法，即术者双手协调用力环转摇动

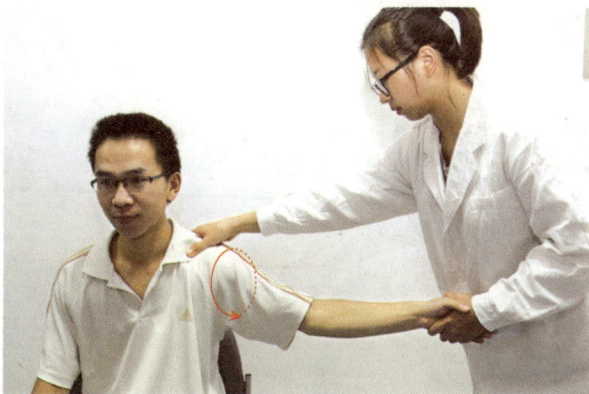

图 54　握手摇肩法

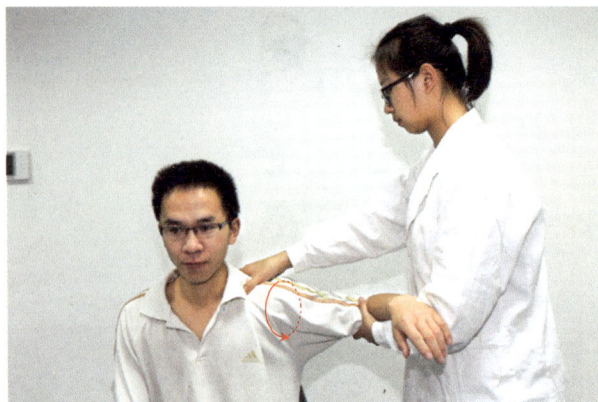

图 55　托肘摇肩法

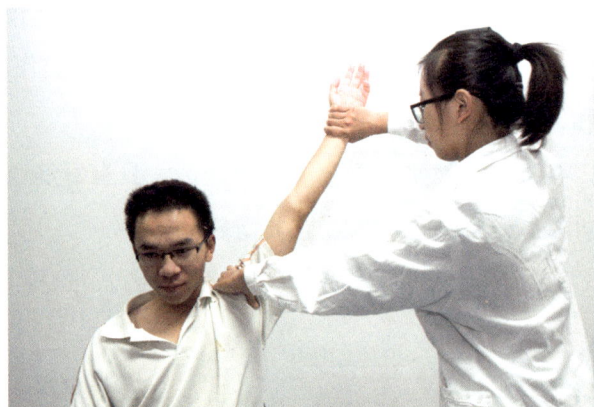

图 56　肩关节大幅度摇法（1）

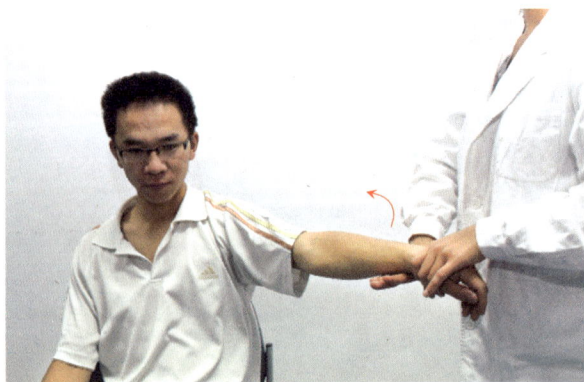

图 57　肩关节大幅度摇法（2）

受术者肩关节的手法。该手法在受术者坐位下施术，术者站于其一侧，一手扶住其肩关节的近心端，一手握持患手行环转摇动，称为握手摇肩法（图54）。若术者一手扶住受术者肩关节近心端，另一手托住其肘部，环转摇动肩关节，此为托肘摇肩法（图55）。若术者以弓步站于受术肩关节外侧稍前方，双手（在前者为甲手，在后者为乙手）拇指在上，余四指在下握持住受术侧腕关节，双手协同运动，令受术肩关节前屈，当前屈至50°左右时，甲手伸直并沿上肢后外侧滑移至受术肩关节后侧，同时乙手旋腕、翻掌，握持住腕关节让受术上肢继续环转，当甲手滑至肩后的同时，上肢亦旋转至最高点；此时，甲手于肩后施以适当力量向前推，乙手握住手腕继续旋转，当旋转至上肢后伸约50°时，甲手沿肩前及上肢内侧滑回至腕关节，回到起始位置，如此摇动肩关节，即为大幅度摇肩法，又称肩关节大幅度摇法（图56、57）。操作时要求受术者充分放松，摇动幅度要由小渐大，最大不超过肩关节的生理活动范围。一般施术3~5次。

【作用】本法可放松肌肉、缓解紧张，具有滑利关节、松解粘连、改善肩关节功能活动等作用。

【主治及应用】本法用于肩关节。主治肩关节周围炎和肩臂酸痛、功能活动障碍等病症。

● 肩关节外展扳法

【施术部位与方法】肩关节外展扳法（图58），即术者双手分别

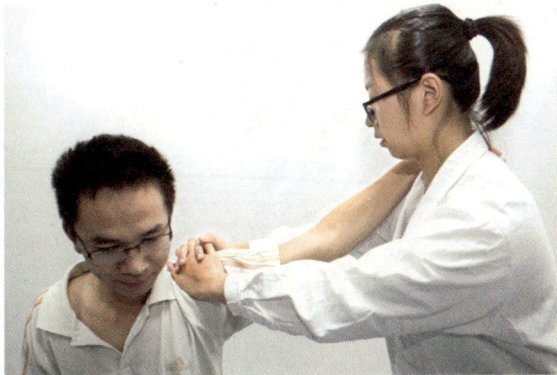

图58 肩关节外展扳法

固定受术者肩关节的远近两端，在外展方向上扳动肩关节的手法。受术者取坐位，术者立于其患侧并微下蹲，双手十指交叉置于其肩关节近心端并向下按压以锁住肩峰，将患上肢搭于自己肩上，然后术者慢慢起立，当受术肩关节外展至最大限度时，突然快速站直，使肩关节外展达90°。操作时起势要平稳，幅度宜由小渐大，以受术者能耐受为度。高血压病及冠心病患者慎用该手法。一般施术 1 次即可。

【作用】本法具有松解粘连、滑利关节、改善肩关节功能活动等作用。

【主治及应用】本法用于肩关节。主治肩周炎、冻结肩、肩关节功能障碍等病症。

● 肩关节内收扳法

【施术部位与方法】肩关节内收扳法（图 59），即术者双手分别固定受术肩关节的远近两端，在内收方向上扳动肩关节的手法。受术者取坐位，术者站于其身后，一手按扶其肩关节近心端，另一手托持其肘部使受术肩关节内收，内收至最大限度后，再用力做一快速内收扳拉动作，完成对肩关节的内收扳动。操作时起势要平稳，双手协调动作，施以巧力寸劲快速扳动，扳动幅度要在肩关节生理活动范围内。一般施术1 ~ 2次。

【作用】本法具有松解粘连、滑利关节、改善肩关节功能活动等作用。

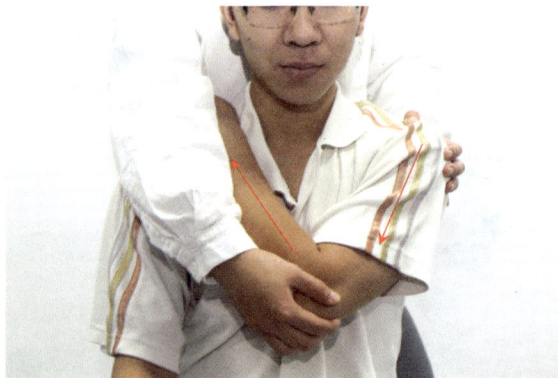

图 59　肩关节内收扳法

【主治及应用】本法用于肩关节。主治肩周炎、冻结肩、肩关节功能障碍等病症。

● 肩部屈伸扳法

【施术部位与方法】肩部屈伸扳法，即术者双手分别固定受术肩关节远近两端，在其前屈（图60）、后伸（图61）方向上扳动的手法。受术者取坐位，术者站于其侧前方或侧后方，相对而立，一手扶按住其肩关节近心端，另一手握持其前臂远端或腕部，先将其上肢缓慢前屈或后伸至最大限度，再施以巧力寸劲，快速而果断地向前或向后扳动肩关节，完成对肩关节的屈伸扳动。操作时起势要平稳，发力要快速而果断，在肩关节生理活动范围内扳动。一般施术1~2次。

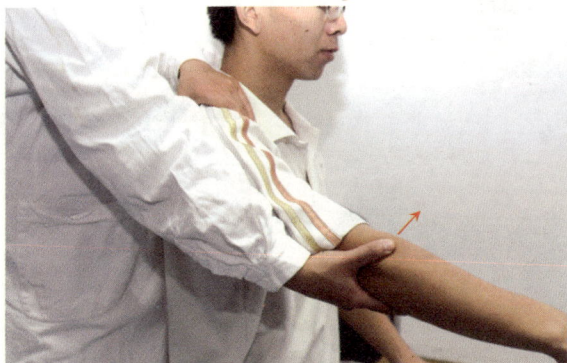

图60　肩关节前屈扳法

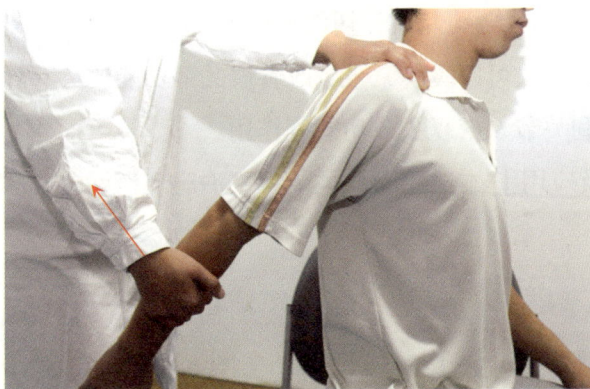

图61　肩关节后伸扳法

【作用】本法具有松解粘连、滑利关节、改善肩关节功能活动等作用。

【主治及应用】本法用于肩关节。主治肩周炎、冻结肩、肩关节功能障碍等病症。

● **肩关节拔伸法**

【施术部位与方法】肩关节拔伸法（图62），即术者固定受术肩关节远近两端，向其肩外侧方拔伸牵拉肩关节的手法。受术者取坐位或站立位，术者位于其患侧，双手握持其肘部或腕部，向外侧方逐渐用力牵拉的同时嘱受术者向另一侧倾斜（或有一助手帮助固定受术者

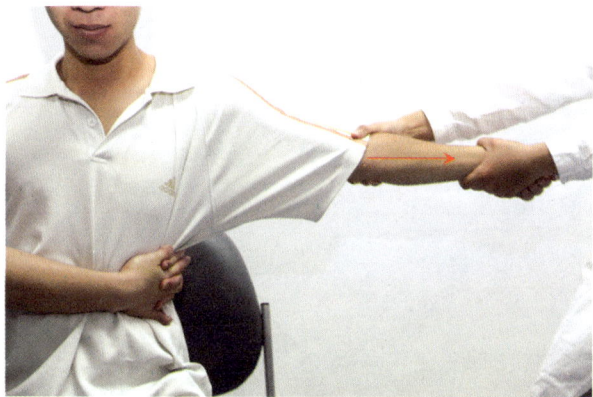

图62 肩关节拔伸法

躯干部），与术者的牵拉力相对抗，即完成拔伸肩关节的操作。操作时要求起势平稳，牵拉力逐渐增加，切勿骤然加力。一般施术0.5~1分钟。

【作用】本法可以缓解紧张、改善肩关节功能，具有舒筋活血、理筋整复、滑利关节、恢复关节功能等作用。

【主治及应用】本法用于肩关节。主治肩部伤筋、肩周炎、冻结肩等病症。

● **髋关节摇法**

【施术部位与方法】髋关节摇法（图63），即术者分别固定受术髋关节的远近两端，环转摇动其髋关节的手法。受术者取仰卧位，下

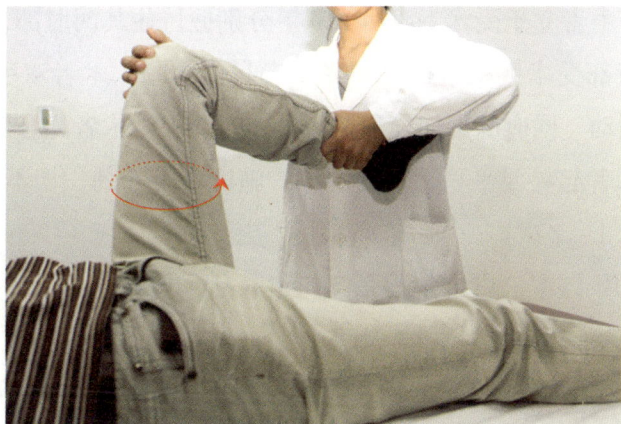

图 63　髋关节摇法

肢屈髋屈膝 90°，术者一手握持其踝处（或足跟），另一手扶持其膝部，双手协调动作，环转摇动髋关节。操作时要求手法平稳，幅度要由小渐大，沿顺时针方向或逆时针方向摇动。一般施术 3～5 圈。

【作用】本法可放松肌肉、缓解疲劳，具有舒筋活血、通络止痛、松解粘连、滑利关节等作用。

【主治及应用】本法用于髋关节处。主治髋部伤筋、髋关节炎、骶髂关节炎、髋关节功能障碍等病症。

● 扩胸牵引扳法

【施术部位与方法】扩胸牵引扳法（图 64），即术者双手与膝协调用力扳动受术者胸椎关节的手法。受术者取坐位，双手十指交叉置于

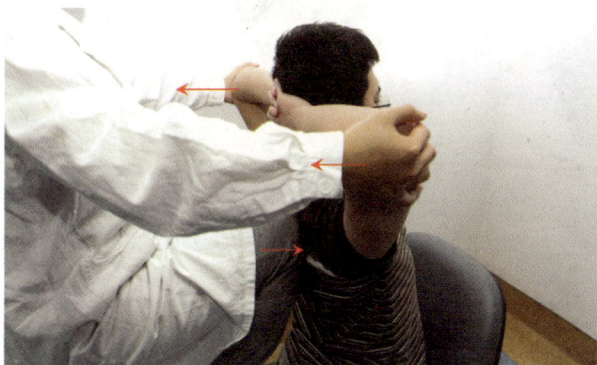

图 64　扩胸牵引扳法

项后部。术者立于受术者身后，双手分别握持住其两肘部，并以一膝部顶住其背部受术胸椎节段，嘱受术者身体前倾，术者双手同时向后上方用力扳动，同时膝部向前顶按。操作时要求受术者配合深呼吸，全身放松；术者起势要平稳，用力协调，施以巧力寸劲，切不可粗暴用力。一般施术 1~2 次。

【作用】本法可缓解紧张、纠正紊乱，具有舒筋通络、理筋整复、解痉止痛等作用。

【主治及应用】本法用于背部胸段脊柱。主治胸胁屏伤、胸闷窜痛、胸椎小关节紊乱等病症。

● **腰椎后伸扳法**

【施术部位与方法】腰椎后伸扳法（图65），即术者双手分别固定受术者腰椎的远近两端，在其腰椎后伸方向上扳动腰椎的手法。受术者取俯卧位，术者立于其一侧，一手按于其腰椎受术部位，另一手托住其双膝处，缓缓向上抬起，使受术者双下肢及腰椎后伸，至最大限度时，术者双手同时协调动作，行瞬间的、快速的、小幅度的、反方向的、有控制的推冲扳动。操作时要求起势平稳，双手动作要协调，扳动的幅度宜由小渐大，最大不超过腰椎生理活动范围。一般施术 2~5 遍。

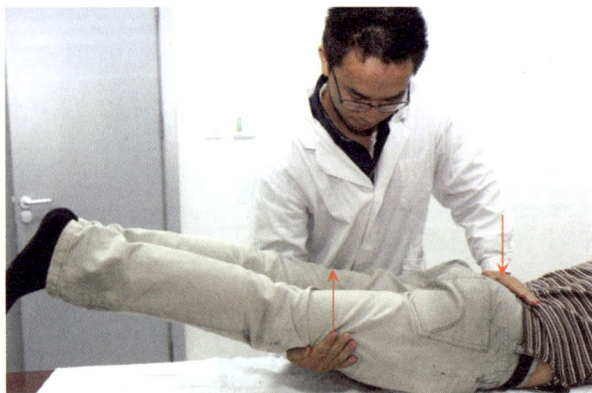

图 65　腰部后伸扳法

【作用】本法可以缓解紧张、纠正紊乱，具有疏通经络、滑利关节、纠正解剖位置异常等作用。

【主治及应用】本法用于腰段脊柱。主治腰椎间盘突出症、腰椎小关节紊乱症、腰部伤筋及腰椎后弓畸形等病症。

● 腰椎斜扳法

【操作方法】腰椎斜扳法（图66），即术者双手分别固定受术者腰椎的远近两端，在其腰椎左右旋转方向上扳动腰椎的手法。受术者取侧卧位，术者立于其前侧，一手抵住其上侧肩前处，另一手肘部抵住其臀部，同时反方向用力，旋转受术者腰椎至最大限度，再行以瞬间的、快速的、反方向的、小幅度的、有控制的推冲扳动，完成对腰椎的斜扳，可闻及腰部发出"咔嗒"的弹响声。操作时要求受术者放松，术者起势要稳，发力快速而果断，双手动作协调而自然。一般先扳患侧，再扳健侧，左右各1次即可。

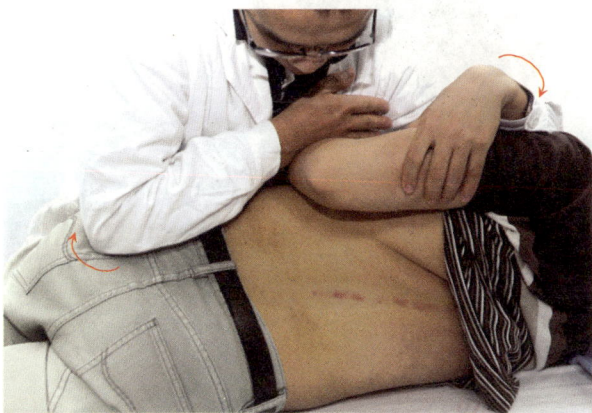

图66 腰椎斜扳法

【作用】本法可以缓解紧张、纠正紊乱，具有疏通经络、滑利关节、纠正解剖位置异常等作用。

【主治及应用】本法用于腰段脊柱。主治腰椎间盘突出症、腰椎小关节紊乱症、腰部伤筋等病症。

● 弯腰旋转扳法

【施术部位与方法】弯腰旋转扳法，即术者固定受术者腰椎的远近两端，在受术者腰椎前屈体位下旋转扳动其腰椎的手法。受术者坐于无靠背的方凳上，以向右侧旋转扳动为例：一助手用双膝、双手按压固定住受术者下肢及骨盆。术者位于受术者右侧后方，以左手拇指抵按住腰椎偏歪棘突的右旁，右手从受术者腋下穿过并按扶住其项后部（图67），先使受术者腰椎前屈，再以右手引导受术者腰椎向右旋转，旋转至最大限度时，右手快速牵拉扳动其腰椎，同时左手拇指向左上方推按偏歪的棘突（图68），此时可闻及"咔嗒"的弹响声或拇指下有棘突滑动感。左侧旋转扳法相同。操作时要求双手动作要协调，用力平稳。一般施术1～2次即可。

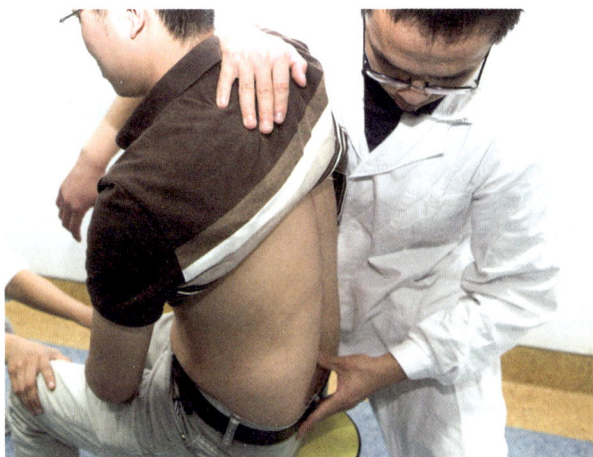

图67　弯腰旋转扳法（1）

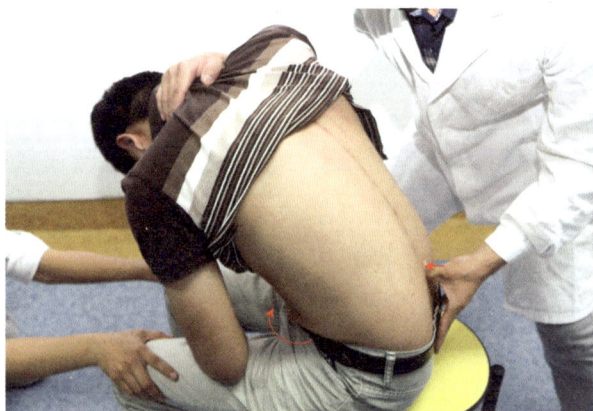

图68　弯腰旋转扳法（2）

【作用】本法可以缓解紧张、纠正紊乱，具有疏通经络、滑利关节、纠正解剖位置异常等作用。

【主治及应用】本法用于腰段脊柱。主治腰椎间盘突出症、腰椎小关节紊乱症、腰部伤筋等病症。

● 舒筋法

【操作方法】舒筋法（图69），即以掌根自上而下揉背腰部膀胱经第一侧线与督脉经的手法。受术者取俯卧位，术者立于其一侧，以一手掌根于其背部膀胱经第一侧线和督脉自上而下进行按揉。于患处重点施术，局部术后有温热感。操作时用力要轻柔，由轻渐重，轻而不浮，重而不滞，一般施术 3～5 分钟。

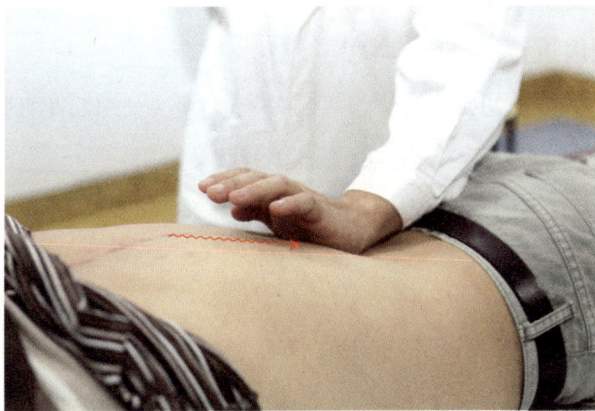

图 69　舒筋法

【作用】本法可放松肌肉、缓解疲劳，具有舒筋活血、解痉止痛、解除背腰部肌肉疲劳等作用。

【主治及应用】本法用于背腰部。主治背腰部酸痛不适、腰肌劳损、退行性腰椎炎、腰椎间盘突出症等病症。

● 提腿闪腰法

【施术部位与方法】提腿闪腰法（图70），即术者握持受术者下肢，有节律地闪抖其腰部的手法。受术者取俯卧位，术者站于床尾，

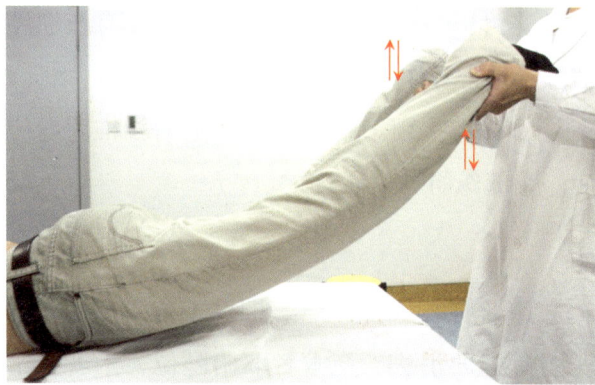

图 70　提腿闪腰法

双手分别握持住受术者两踝关节处，同时用力向上提拉，并有节律地在上下方向进行闪抖，使受术者腰部一起一伏地摆动，即完成提腿闪腰操作。操作时要求受术者放松，上下闪抖的幅度要由小渐大，应在腰椎生理活动范围内进行。一般施术 3～5 次。

【作用】本法可放松肌肉、缓解疲劳、改善腰椎活动功能，具有舒筋活络、滑利关节、松解粘连、祛除疲劳等作用。

【主治及应用】本法用于腰部。主治腰椎间盘突出症、腰椎小关节功能紊乱症等病症。

● **腕关节拔伸法**

【施术部位与方法】腕关节拔伸法（图 71），即术者双手分别固定受术者腕关节的远近两端，反方向用力拔伸牵拉其腕关节的手法。术者一手握持受术者前臂，一手握其手部，双手反方向用力，拉宽腕关节间隙。操作时要求动作缓和，用力均匀。一般施术 0.5～1 分钟。

【作用】本法可调畅经络、缓解疲劳，具有舒筋活络、理筋整复等作用。

【主治及应用】本法用于腕关节。主治腕关节扭伤、腕关节脱位及屈伸功能障碍等病症。

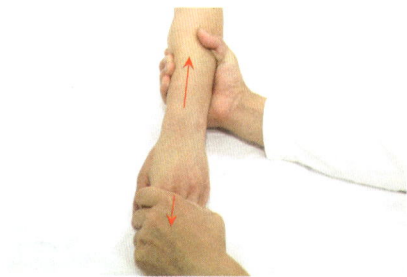

图 71　腕关节拔伸法

● 腕关节运摇法

【施术部位与方法】腕关节运摇法（图72），即在拔伸腕关节的同时环转摇动腕关节的手法。受术者取坐位，术者双手拇指在上、四指在下横跨并握住受术腕关节，在对腕关节进行拔伸的同时，行顺时针或逆时针方向的环转摇动。操作时要求用力平稳，动作协调而连贯，富有节律性。一般施术3~5遍。

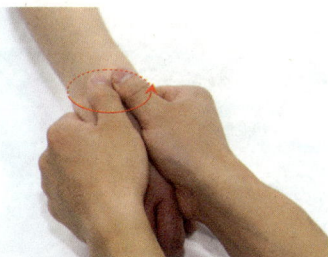

图72 腕关节运摇法

【作用】本法可缓解紧张、消除疲劳，具有舒筋活血、滑利关节、松解粘连等作用。

【主治及应用】本法用于腕关节处。主治腕关节扭挫伤、腕关节脱位及功能障碍等病症。

● 肘部推法

【施术部位与方法】肘部推法（图73），即以着力部位沿直线来回推擦受术者前臂桡侧的手法。受术者取坐位，术者立于或坐于其身前，一手握持其手腕部，另一手

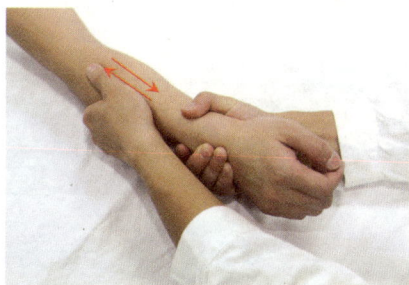

图73 肘部推法

大鱼际或掌根置于其前臂桡侧，沿直线来回推擦。操作时要求用力平稳，推擦速度宜缓慢。一般施术3~5遍为宜。

【作用】本法可消除紧张、缓解疲劳，具有舒筋通络、行气活血、兴奋肌肉等作用。

【主治及应用】本法用于前臂桡侧。主治网球肘和前臂酸痛不适、麻木不仁等病症。

● 指间关节拔伸法

【施术部位与方法】指间关节拔伸法（图74），即术者双手分别

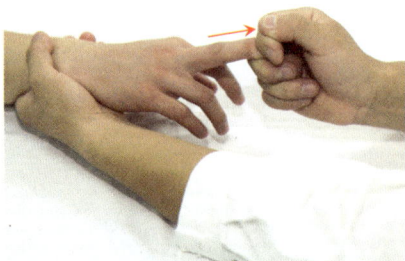

图 74　指间关节拔伸法

固定受术指间关节的远近两端，反方向用力拔伸牵拉指间关节的方法。受术者取坐位，术者双手分别夹持住其指间关节的远近两端，沿指间关节的长轴方向进行纵向拔伸，拉宽关节间隙。操作时要求用力平稳而缓和，以受术者能耐受为度。一般施术0.5～1分钟。

【作用】本法可拉宽关节间隙，对扭挫伤的肌腱和移位的指间关节具有整复作用。

【主治及应用】本法用于指间关节处。主治指间关节、掌指关节扭挫伤及其屈伸功能障碍等病症。

● **手指摇法**

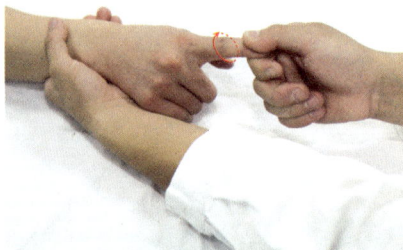

图 75　手指摇法

【施术部位与方法】手指摇法（图75），即术者双手分别固定受术手指的远近两端环转摇动手指的手法。受术者取坐位或卧位，术者一手握其腕部，另一手捏持被摇手指，沿顺时针或逆时针方向环转摇动手指。操作时要求摇动的幅度要由小渐大，在生理活动范围内进行摇动。一般施术 10～20 次。

【作用】本法具有松解粘连、滑利关节、恢复关节功能等作用。

【主治及应用】本法用于手指部。主治指间关节扭挫伤、手指屈伸功能障碍等病症。

● **一指禅推法**

【施术部位与方法】一指禅推法（图76、77、78、79），即术者通过前臂的内外摆动带动着力部位在受术部位上周期性往复摆动的手法。以拇指端着力者为中峰推，以拇指罗纹面着力者为罗纹推，以拇指端桡侧缘着力者为偏峰推。操作时应做到以下要求：①手握空拳，腕部放松，腕关节桡侧高于尺侧；②拇指长轴垂直于受术平面，拇指自然着力；③肘关节要低于腕关节；④以肘关节为支点，通过前臂的内外摆动带动拇指的摆动；⑤拇指端要吸定于受术部位，不能滑动拖移；⑥摆动的压力、频率、幅度要前后均匀一致；⑦动作要灵活而有节律性，做到"柔和为贵"；⑧移动时速度宜慢，做到"紧推慢移"。一般以每分钟操作 120~160 次为宜。

【作用】本法可调畅气血、兴奋神经，具有舒筋活血、调和营卫、祛瘀消积、健脾和胃等作用。

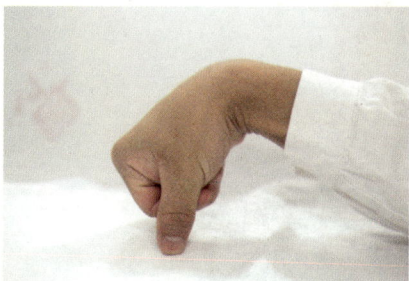

图 76　一指禅推法（1）：坐位姿势

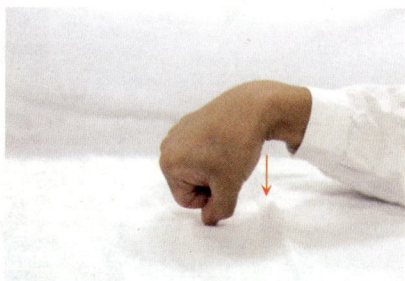

图 77　一指禅推法（2）：悬腕，
手握空拳，拇指自然着力

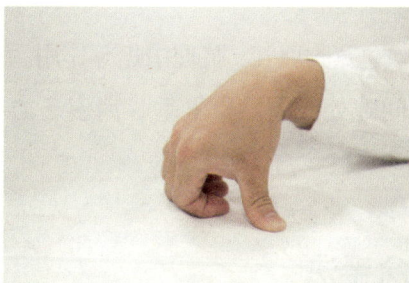

图 78　一指禅推法（3）：腕部向
外摆动

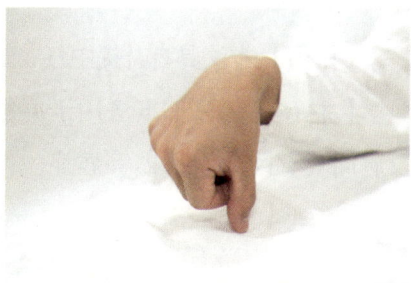

图 79　一指禅推法（4）：腕部向
内摆动

【主治及应用】本法适用于全身各部穴位。主治头痛、胃脘痛、腹痛、痛经、失眠及四肢关节酸痛不适等病症。

● 插法

【施术部位与方法】插法（图80），即术者将并拢后的食、中、无名、小指四指插入受术者肩胛胸壁间隙的手法。受术者取坐位，将前臂后伸屈肘置于腰臀部，术者位于其侧后方，一手食、中、无名、小指并拢，掌心向上或向下，以四指尖部由受术者肩胛内下缘斜向上方插入，直入肩胛胸壁间隙2~3厘米，同时以另一手掌心抵住受术者同侧的肩前部，两手同时相对用力做合拢之势，然后慢慢收回插入之手，左右两侧如此反复操作3~5次。操作时要求动作轻柔和缓而有连贯性，用力要由轻而重逐渐增加，不可猛然用力。

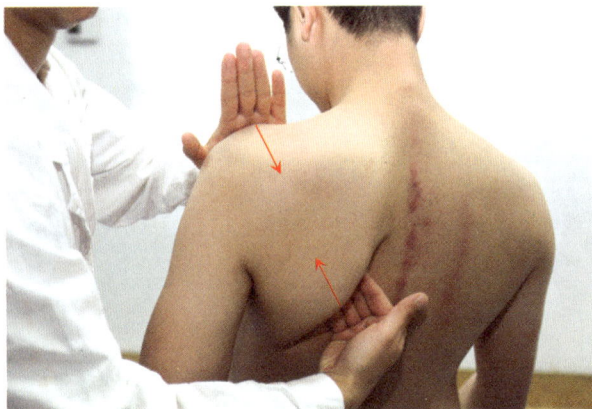

图80　插法

【作用】本法具有升提中气、舒筋活血、宽胸理气、疏理中焦等作用。

【主治及应用】本法用于肩胛胸壁间隙处。主治胃下垂、消瘦乏力及肩周炎、冈上肌劳损等病症。

第二节　复合手法

● 掐拿法

【施术部位与方法】掐拿法（图81），即掐法与拿法复合在一起，同时操作的手法。术者单手掌指关节及指间关节屈曲，使手掌呈弯钩

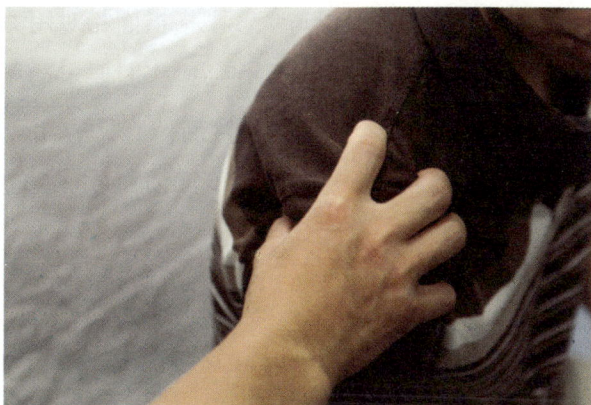

图81 掐拿法

状，于受术关节或骨缝处一紧一松进行掐拿施术。操作时要求用力平稳，指甲修剪得短而圆滑，掐中带拿，拿中带掐，掐拿不可分离。一般施术3～5次，以局部有酸胀、温热感为宜。

【作用】本法刺激性较强，具有祛风散寒、疏通经络、舒筋活血、滑利关节等作用。

【主治及应用】本法用于肩及四肢关节部。主治肩周炎、肩峰下滑囊炎、退行性膝关节炎等病症。

● 捏拿法

【施术部位与方法】捏拿法（图82），即捏法与拿法复合在一起

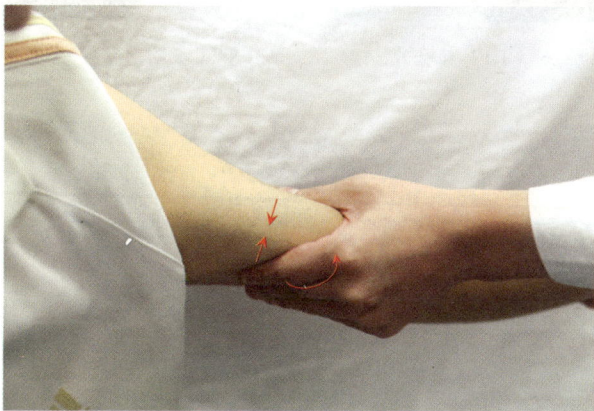

图82 捏拿法

同时操作的手法。术者以单手拇指与食、中指指面相对用力捏持住受术部位，行顺时针或逆时针方向的捏拿动作。操作时要求动作缓和而有节律性，捏中有拿，拿中有捏，不可用指甲抠掐。一般施术 3～5 分钟。

【作用】本法刺激柔和而深透，具有舒筋活血、解痉止痛、放松肌肉、解除疲劳等作用。

【主治及应用】本法用于颈项、肩及四肢部。主治颈、肩及四肢部疼痛、麻木、屈伸不利等症。

● 益脑法

【施术部位与方法】益脑法，即术者以手掌推擦并抓拿受术者头皮的手法。受术者取坐位，术者站于其身前，相对而立，一手扶固其头侧部，一手五指叉开，自其前额发际沿头部推擦向后发际（图 83），由慢而快反复摩擦头皮（头发长者可用布巾包裹后施术），先推擦头左侧，再推擦头右侧，最后擦头中部各 10 余次；然后双手十指大把抓拿

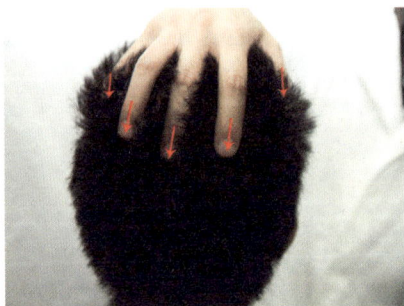

图 83 益脑法（1）：梳头皮

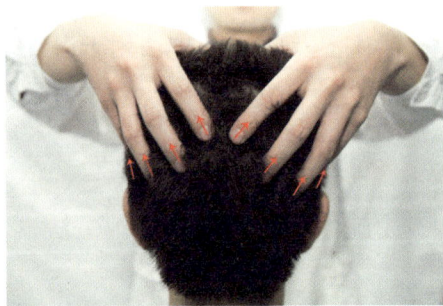

图 84 益脑法（2）：大把抓拿头皮

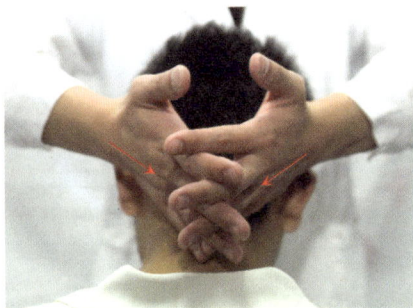

图 85 益脑法（3）：合擦风池穴

头皮（图84）10余次；最后双手十指交叉，以两侧小鱼际合擦风池穴（图85）5～10次即可。

【作用】本法可改善脑供血，具有益脑补虚、镇静安神、解表散寒、急救回阳、开窍醒神、缓痉止痛等作用。

【主治及应用】本法用于头颈处。主治头晕、头痛、目眩、感冒、虚脱昏厥、不省人事、精神萎靡、神经衰弱、失眠健忘、耳鸣耳聋等病症。

● 扫散法

【施术部位与方法】扫散法（图86），即术者以拇指端或拇指指间关节桡侧自前向后推擦受术者侧头部的手法。受术者取坐位，术者站于其身前，一手扶其侧头部，另一手拇指端或拇指指间关节桡侧自受术者头维穴处沿胆经循行线向耳后方向做快速来回推擦。操作时要轻而不浮、重而不滞，四指要自然屈曲助力，随着拇指的推擦移动四指同时推擦移动。一般先扫散左侧，再扫散右侧，各施术10遍左右。

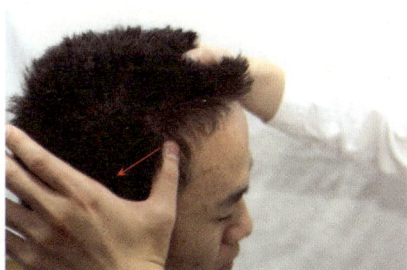

图86 扫散法

【作用】本法可改善脑供血、调畅气机，具有平肝潜阳、祛风散寒、镇静安神、醒脑等作用。

【主治及应用】本法用于头部。主治头痛、头晕、偏头痛、恶心、感冒、高血压病等病症。

● 合擦法

【施术部位与方法】合擦法（图87），即术者以交叉后的双手于受术部位一开一合地快速开合擦动的手法。受术者取坐位或仰卧位，术者双手十指交叉，包贴于其项后部或膝关节处，行一开一合的快速开合擦动。操作时要求擦动的速度要快，用力均匀一致，有节律性，应于受术部位涂以介质后施术。一般以擦至"透热"（局

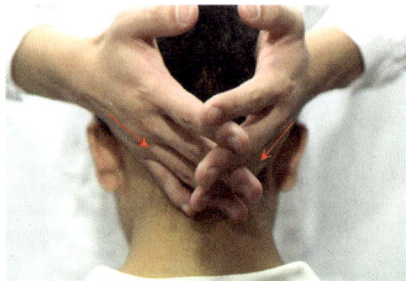

图87　合擦法

部有灼热感）为宜。

【作用】本法热效应比较明显，具有温经通络、祛风散寒、行气活血等作用。

【主治及应用】本法多用于颈项及双膝部。主治颈项僵硬、颈椎病、落枕、感冒头痛及膝关节伤筋、退行性膝关节炎、半月板损伤等病症。

● 抖拉法

【施术部位与方法】抖拉法，即通过屈伸髋关节拉伸腰椎的手法。受术者取仰卧位，全身放松，术者双手握持住其一侧踝关节稍上方，向

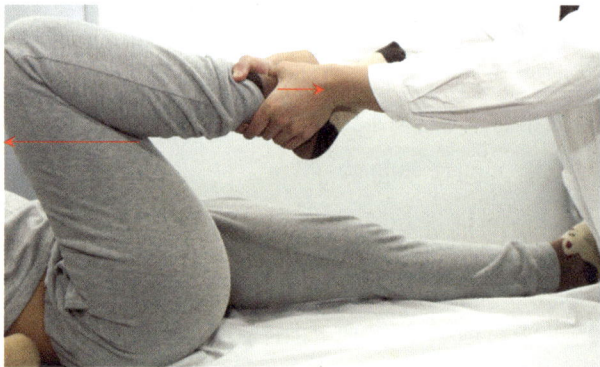

图88　抖拉法（1）

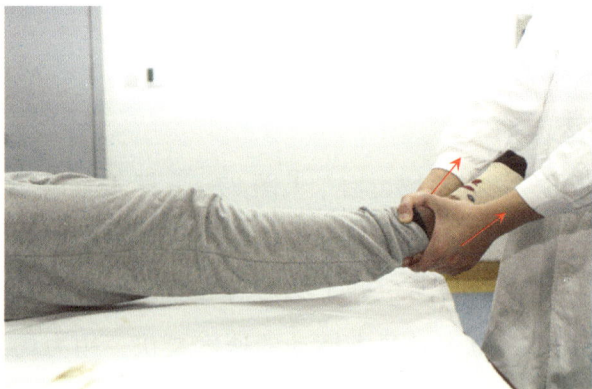

图89　抖拉法（2）

其胸前屈髋屈膝（图88）2~3次，趁受术者放松之机，猛然用力拉直受术下肢（图89）1~2次。可以同样的方法对另一侧下肢施术。操作时要求受术者放松，术者猛拉之力须有控制。

【作用】本法可拉宽腰椎间隙，具有舒筋通络、滑利关节、理筋整复等作用。

【主治及应用】本法用于腰及下肢部。主治腰椎间盘突出症、腰椎小关节紊乱症等病症。

● 肩部揉捏法

【施术部位与方法】肩部揉捏法（图90），即术者于受术者肩部同时施以揉法和捏法的手法。受术者取坐位，术者站于其一侧，一手托持其肘部，另一手拇指与四指相对自其肩部沿肱二头肌、肱三头肌自上而下揉捏。操作时要求力量由轻而重，揉中有捏、捏中有揉，勿用指甲抠掐。一般施术3~5分钟。

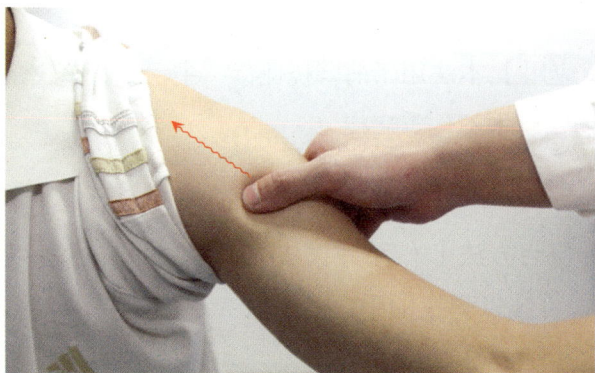

图90　肩部揉捏法

【作用】本法刺激缓和而深透，具有舒筋通络、活血止痛等作用。

【主治及应用】本法用于肩、臂部。主治漏肩风、肩臂肌肉痹痛、肩关节功能障碍等症。

● 桡侧摩揉法

【施术部位与方法】桡侧摩揉法（图91），即术者对受术者前臂桡侧进行摩揉操作的手法。受术者取坐位，术者一手握持其手，另一

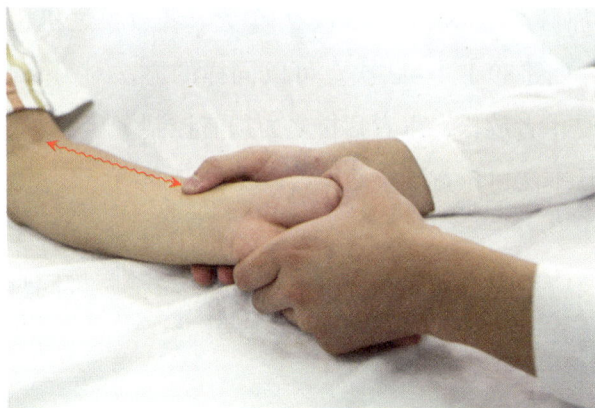

图 91　桡侧摩揉法

手拇指罗纹面置于其桡骨茎突部，做上下往返的摩揉动作。操作时要求轻而不浮、重而不滞，摩中有揉、揉中有摩，用力由轻渐重。一般施术 2 ~ 3 分钟。

【作用】本法刺激轻柔缓和，具有舒筋活血、行气散瘀止痛等作用。

【主治及应用】本法用于前臂桡侧部，主治桡骨茎突部狭窄性腱鞘炎和前臂酸痛、麻木不仁等病症。

● **硬结弹拨法**

【施术部位与方法】硬结弹拨法（图 92），即术者以指端于受术部位摩揉后，再施以弹拨的手法。术者一手固定受术者的手，另一手

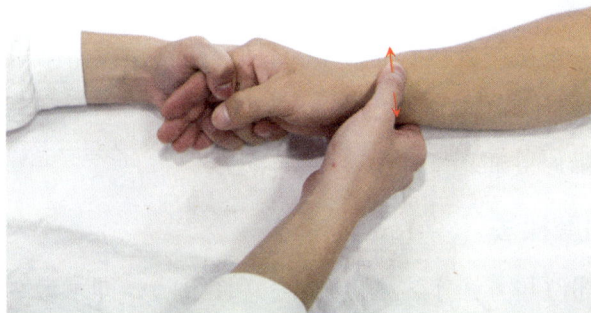

图 92　硬结弹拨法

拇指或食指于受术部位摩揉后，以拇指尖在疼痛的硬结部位做横向推揉或上下左右弹拨。操作时要求力量由轻渐重，再由重渐轻。一般施术 5~10 次。

【作用】本法具有消肿散结、松解粘连、理筋整复等作用。

【主治及应用】本法用于手、臂等部。主治腱鞘炎、腱鞘囊肿、痛性结节、痰核等病症。

● 拔腿压腰法

【施术部位与方法】拔腿压腰法（图 93），即拔伸腰腿部的同时向下按压腰部的手法。受术者取俯卧位，双手拉住床头，全身放松，术者站于其身侧，双手掌重叠置于其腰段脊柱，令一助手双手固定受术者两腋部向上推拉，另一助手握持受术者双踝处纵向拉伸腰腿部 2~3 分钟，同时术者双掌用力向下按压受术者腰部 10~20 次。操作时要求力量由轻渐重，以患者能耐受为度；拔伸完毕时要缓慢放松双踝关节，勿突然放松，以免加重病情。

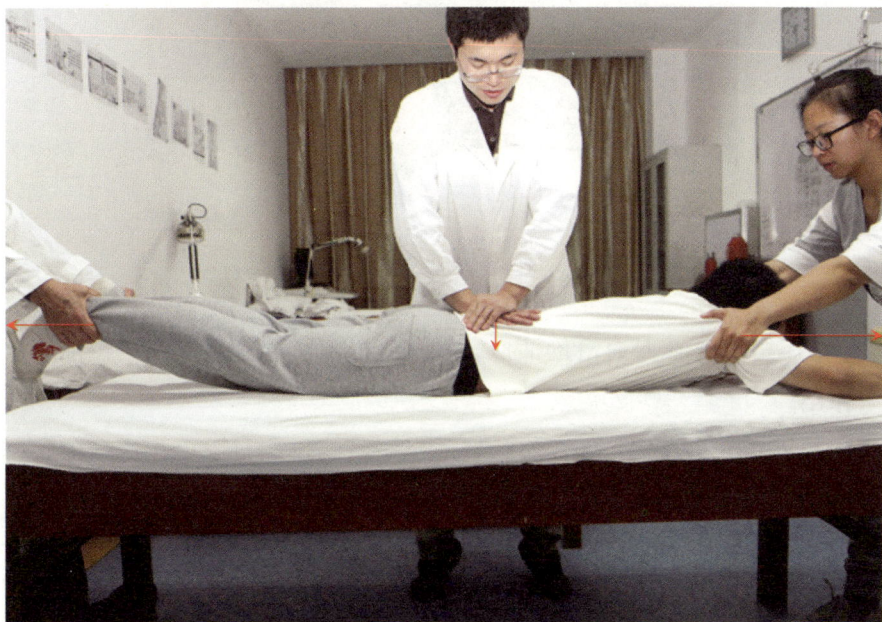

图 93　拔腿压腰法

【作用】本法可拉宽椎间隙，具有舒筋通络、理筋整复、解除压迫等作用。

【主治及应用】本法用于腰腿部。主治腰椎间盘突出症、腰椎小关节紊乱症等病症。

● 揉压闪腰法

【施术部位与方法】揉压闪腰法（图94），即术者双手掌揉压受术者腰骶部后再垂直按压腰骶部的手法。受术者取俯卧位，术者站于其一侧，先以重叠的双手掌揉压其腰骶部肌肉 5～6 次；而后于受术者胸前及骨盆下各放一枕头，使腹腰部悬空，术者以重叠的双手掌按压其腰骶部，并做闪颤动作 10～20 次。操作时要求用力由轻而重，切不可施加暴力。

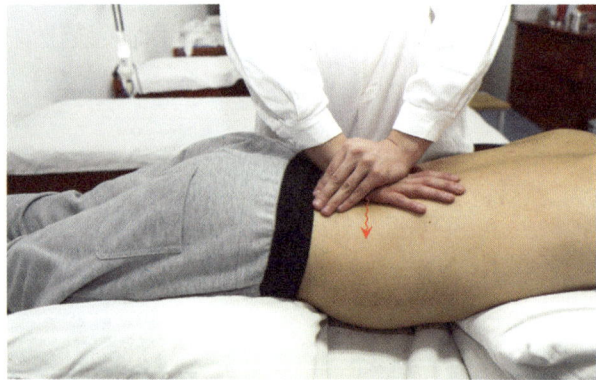

图94　揉压闪腰法

【作用】本法具有舒筋活血、解痉止痛、理筋整复、纠正腰椎畸形等作用。

【主治及应用】本法用于腰骶部。主治腰椎间盘突出症、腰椎后弓畸形、腰椎骨质增生症、腰肌劳损等病症。

第二章　成人常用穴位

穴位就是腧穴。中国古代"腧"与"输"字通，具有转输的含义。"穴"就是孔隙的意思。穴位包括十四经穴、经外奇穴、阿是穴三类，参见图 95、图 96、图 97。十四经穴分布于十二经脉及督脉、任脉的循行路线上。根据文献记载，人体经穴共有 361 个。经外奇穴在体表有一定的位置，不属于传统的十四经脉系统。阿是穴是以痛为"腧"，又称压痛点、不定穴、天应穴等。

第一节　腧穴定位法

临床上常用的定位方法有三种，即骨度分寸定位法、手指同身寸取穴法和人体自然标志取穴法。

一、骨度分寸定位法

● 头部

前发际至后发际折为 12 寸；前发际不明者，可从眉心向上加 3 寸；后发际不明者，可从大椎穴向上加 3 寸，即从眉心至大椎穴（第七颈椎棘突下）为 18 寸。身后两乳突之间折为 9 寸。

● 胸腹部

两乳头之间折为 8 寸，胸剑联合至脐中为 8 寸，脐中至耻骨联合上缘为 5 寸。

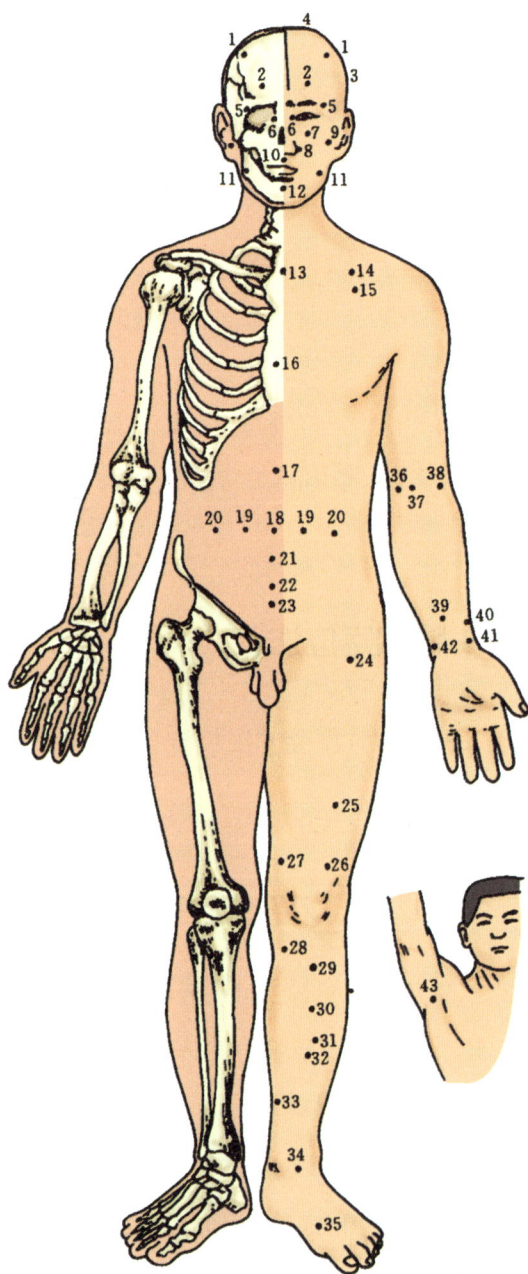

1.头维　　2.阳白

3.印堂　　4.攒竹

5.丝竹空　6.睛明

7.四白　　8.迎香

9.下关　　10.人中

11.颊车　　12.承浆

13.天突　　14.云门

15.中府　　16.膻中

17.中脘　　18.神阙

19.天枢　　20.大横

21.气海　　22.关元

23.中极　　24.髀关

25.伏兔　　26.梁丘

27.血海　　28.阴陵泉

29.足三里　30.上巨虚

31.丰隆　　32.下巨虚

33.三阴交　34.解溪

35.太冲　　36.少海

37.曲泽　　38.尺泽

39.内关　　40.列缺

41.太渊　　42.神门

43.极泉

图95　人体正面推拿穴位图

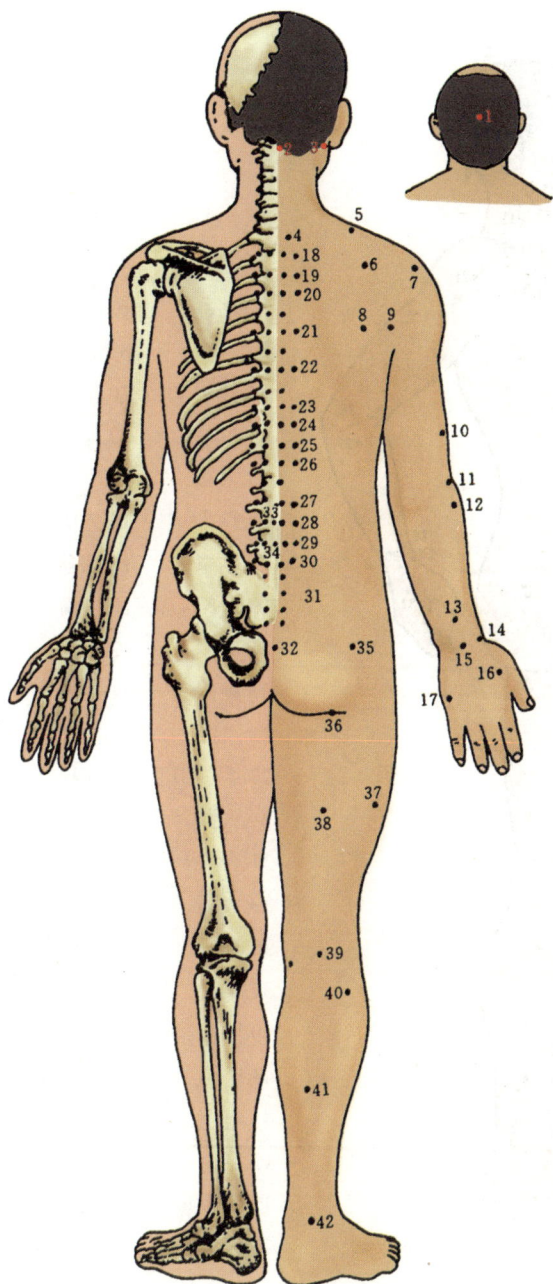

1.百会	2.风府
3.翳风	4.大椎
5.肩井	6.秉风
7.肩髃	8.天宗
9.肩贞	10.五里
11.曲池	12.手三里
13.外关	14.阳溪
15.阳池	16.合谷
17.后溪	18.大杼
19.风门	20.肺腧
21.心腧	22.膈腧
23.肝腧	24.胆腧
25.脾腧	26.胃腧
27.肾腧	28.气海腧
29.大肠腧	30.关元腧
31.八髎	32.长强
33.命门	34.腰阳关
35.环跳	36.承扶
37.风市	38.殷门
39.委中	40.阳陵泉
41.承山	42.昆仑

图96　人体背面推拿穴位图

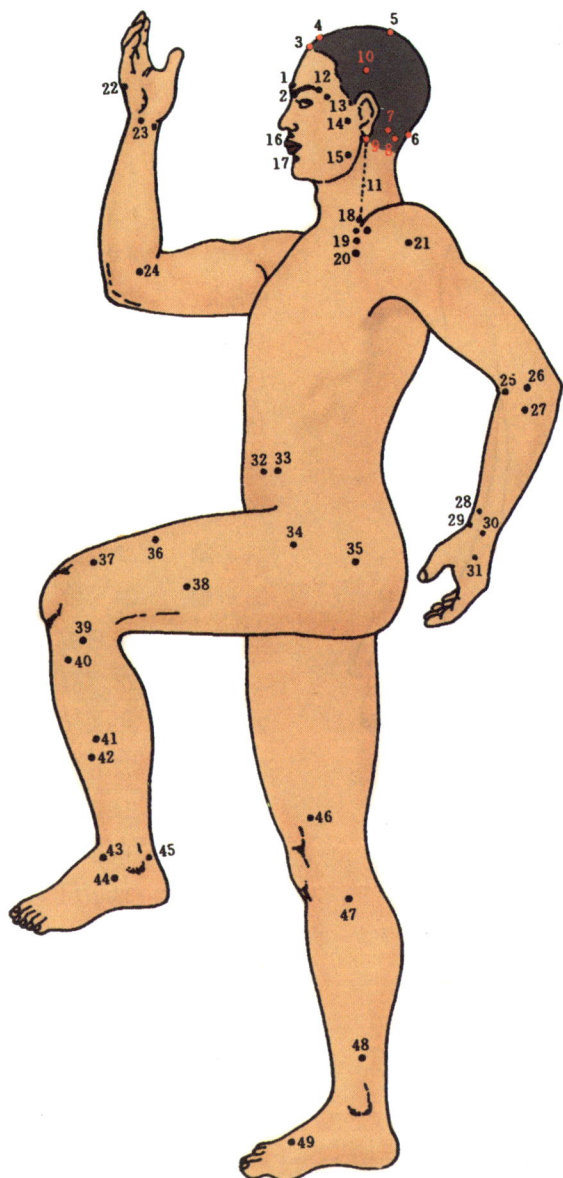

图 97　人体侧面推拿穴位图

1.印堂　　　2.攒竹
3.神庭　　　4.上星
5.百会　　　6.风府
7.天柱　　　8.风池
9.翳风　　　10.率谷
11.桥弓　　　12.丝竹空
13.太阳　　　14.下关
15.颊车　　　16.人中
17.承浆　　　18.缺盆
19.云门　　　20.中府
21.肩髃　　　22.后溪
23.神门　　　24.少海
25.尺泽　　　26.曲泽
27.手三里　　28.列缺
29.太渊　　　30.阳溪
31.合谷　　　32.天枢
33.大横　　　34.居髎
35.环跳　　　36.伏兔
37.梁丘　　　38.风市
39.阳陵泉　　40.足三里
41.丰隆　　　42.下巨虚
43.解溪　　　44.丘墟
45.昆仑　　　46.血海
47.阴陵泉　　48.三阴交
49.太冲

●背部

大椎以下至尾骶折为 21 寸，从肩胛骨脊柱缘至背正中线为 3 寸。

● 上肢部

腋前纹头至肘横纹为 9 寸，肘横纹至腕横纹为 12 寸。

● 下肢部

大腿内侧，从耻骨联合上缘至股骨内上髁为 18 寸；外侧，从股骨大转子至腘窝横纹为 19 寸。

小腿内侧，从胫骨内髁以下至内踝为 13 寸；外侧，从髌骨下缘至外踝为 16 寸。

二、手指同身寸取穴法

● 中指同身寸

病人中指节屈曲，取两端纹头距离作为 1 寸。

● 拇指同身寸

以病人拇指关节的横度折为 1 寸。

● 横指同身寸

病人食指、中指、无名指、小指并拢，以中指中节横纹为准，四指宽度折为 3 寸。此法又叫"一夫法"。

三、人体自然标志取穴法

利用人体自然标志定位取穴，如眉头、发际、肚脐、乳头、爪甲等皆可作为取穴标志。

第二节　头颈部穴位

● 睛明

【部位与操作】在目内眦外上缘 0.1 寸（图 98）。以一手拇、食指指端按之或振之 1 ~ 2 分钟。

【作用与主治】散风清热，明目退翳。主治近视、目视不明、目赤肿痛、迎风流泪等。

● **攒竹**

【部位与操作】在眉毛内侧端，眶下切迹处（图98）。用一手拇指或拇、食指指端按之或振之 1 ~ 2 分钟。

【作用与主治】镇静熄风，清热明目。主治头痛、眉棱骨痛、目眩、视物模糊不清、眼睑瞤动、迎风流泪等。

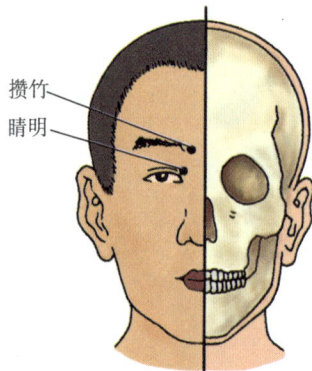

图 98　睛明、攒竹

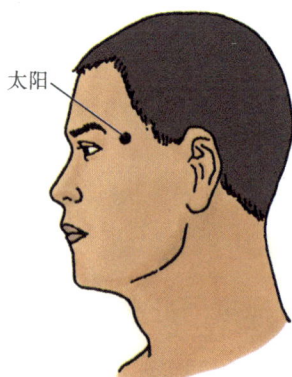

图 99　太阳

● **太阳**

【部位与操作】在眉梢与目外眦之间向后约 1 寸凹陷中（图99）。以中指指端对准穴位按揉 30 ~ 50 次。

【作用与主治】清热消肿，止痛舒络。主治偏正头痛、眩晕、目赤肿痛、牙痛、面痛、口眼喎斜等。

● **印堂**

【部位与操作】在两眉头连线的中点（图100）。以中指或拇指指端按之或振之 0.5 ~ 1 分钟。

【作用与主治】镇惊安神，明目通鼻。主治失眠、头痛、眩晕、鼻塞、眼疾等。

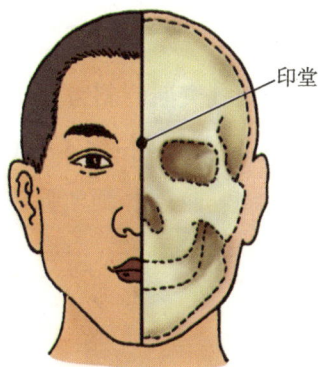

图 100　印堂

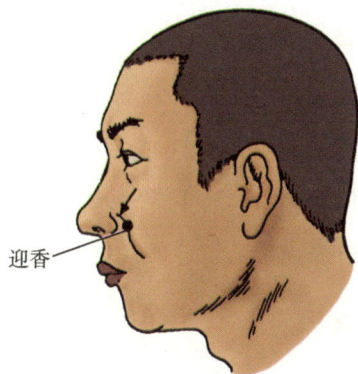

图 101　迎香

● **迎香**

【部位与操作】在鼻翼外缘中点平齐的鼻唇沟里取之（图 101）。用双拇指指端或食、中指指端分别对准穴位按揉 30～50 次。

【作用与主治】散风清热，通利鼻窍。主治鼻塞不通、鼻流清涕、面痛、鼻渊、口眼歪斜等。

● **百会**

【部位与操作】在后发际正中直上 7 寸，从两耳尖直上、头正中线上取穴（图 102）。术者一手扶受术者头部，用另一手拇指指端按揉穴位30～50次。

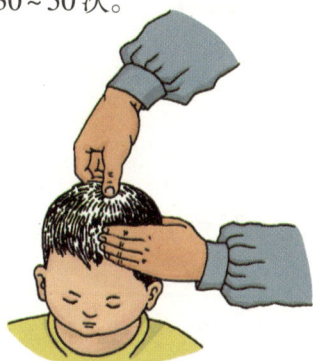

图 102　百会

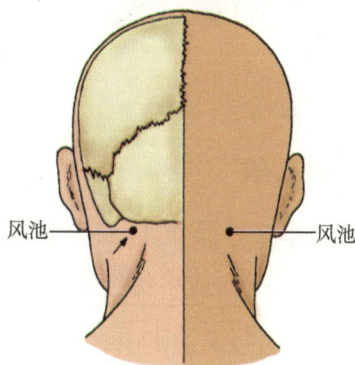

图 103　风池

【作用与主治】熄风醒脑，升阳固脱。主治头痛眩晕、头风、中风、失眠健忘、语言塞涩、半身不遂、脱肛、阴挺、鼻塞等。

● 风池

【部位与操作】在颈后与风府相平，当胸锁乳突肌与斜方肌上端之间的凹陷中（图103）。以拇、食指或两拇指指端拿之或按之5~10次。

【作用与主治】清热解表，熄风。主治头痛、眩晕、颈项强痛、感冒、目赤痛等。

● 风府

【部位与操作】在后发际正中直上1寸，两侧斜方肌之间的凹陷中（图104）。以中指或拇指指端按揉穴位20~30次。

【作用与主治】疏散风邪。主治风寒头痛、头项强痛、颈椎病、落枕、目眩等病症。

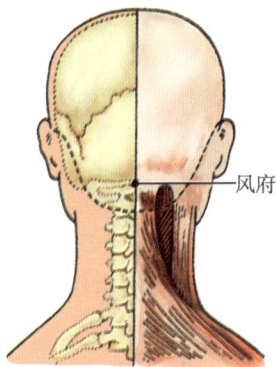

图 104　风府

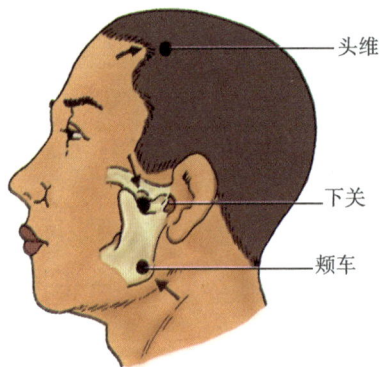

图 105　头维、下关、颊车

● 头维

【部位与操作】当鬓发前缘直上，额之发际角上0.5寸处（图105）。以拇指或中指指端按揉穴位20~30次。

【作用与主治】止痛明目，熄风镇痉。主治头痛、头晕、眼痛、目眩、视物不清、迎风流泪、眼睑瞤动等。

● 下关

【部位与操作】在颧骨弓下缘凹陷处，当下颌骨髁状突的前方，闭口取穴（图105）。以中指指端按揉穴位20～30次。

【作用与主治】消肿止痛，聪耳通络。主治齿痛、面痛、耳聋耳鸣、牙关开合不利、口眼歪斜、颊肿等。

● 颊车

【部位与操作】上下齿咬紧时，在隆起的咬肌高点处（图105）。以中指或拇指指端按揉穴位20～30次。

【作用与主治】散风清热，开关通络。主治牙痛、颊肿、痄腮、牙关紧闭、颈项强痛、口眼㖞斜等。

● 听宫

【部位与操作】在耳屏与下颌关节之间，微张口呈凹陷处取穴（图106）。用中指罗纹面揉穴位30～50次。

【作用与主治】聪耳，消肿。主治耳鸣耳聋、齿痛、痫证等。

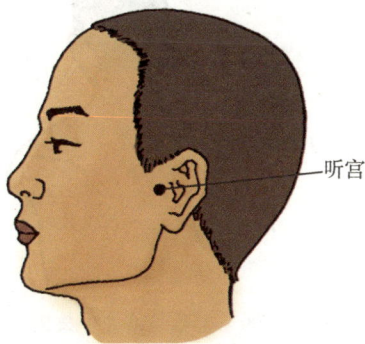

图106　听宫

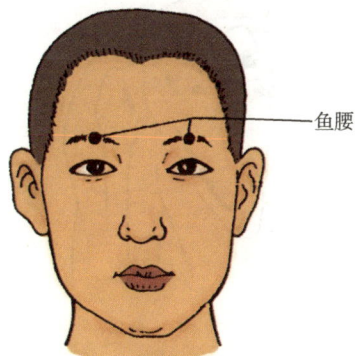

图107　鱼腰

● 鱼腰

【部位与操作】在瞳孔直上方，当眉毛中间（图107）。以两拇指或中指指端分别按揉穴位20～30下。

【作用与主治】明目消肿，舒筋活络。主治眉棱骨痛、目赤肿痛、目翳、眼睑下垂、眼睑瞤动等。

第三节　背腰部穴位

● 天宗

【部位与操作】正坐，在冈下窝中，当肩胛冈中点的下缘 1 寸处（图 108）。以拇指指间关节桡侧或拇指指端点按穴位 0.5～1 分钟。

【作用与主治】舒筋活络。主治肩胛部疼痛、肘臂外后侧痛、背部肌肉纤维组织炎、落枕、颈椎病等。

● 曲垣

【部位与操作】在肩胛冈内上端凹陷处，约当臑腧与第二胸椎棘突连线的中点（图 108）。以拇指或中指指端点按穴位 0.5～1 分钟。

【作用与主治】舒筋活络。主治肩胛酸痛、背部伤筋等。

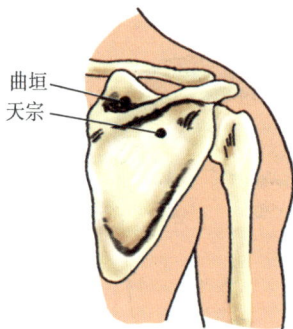

图 108　天宗、曲垣

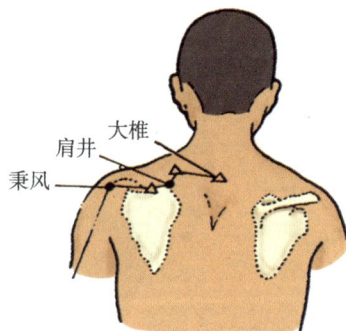

图 109　大椎、肩井、秉风

● 大椎

【部位与操作】在第七颈椎棘突下的凹陷中（图 109）。以拇指或中指指端按揉穴位 50～100 次。

【作用与主治】清热解表，截疟止痫。主治项强寒热、背部僵硬疼痛、转颈困难以及热盛烦呕、羊痫吐舌、呕吐等症。

● 肩井

【部位与操作】在肩上，当大椎穴与锁骨肩峰及锁骨与肩胛冈两者连线的中点（图 109）。以拇指与其余四指相对用力分别拿捏穴位 3～5 次。

【作用与主治】祛风清热，消肿止痛。主治肩背疼痛、手臂不举、颈项强痛、诸虚百损、中风、乳痈等症。

● **秉风**

【部位与操作】正坐，在肩胛冈上窝中点，当天宗穴直上，约在肩胛冈中点上缘上 1 寸（图 109）。以拇指或中指指端按揉穴位 20～30 次。

【作用与主治】舒筋散风。主治肩胛疼痛不举、上肢酸麻、背部伤筋、纤维组织炎、颈椎病、落枕等。

● **肩中腧**

【部位与操作】在第七颈椎棘突下，旁开 2 寸（图 110）。受术者取坐位，术者以屈曲的拇指指间关节桡侧或拇指指端点按穴位 0.5～1 分钟。

【作用与主治】解表宣肺。主治感冒咳嗽、恶寒发热、颈背疼痛、颈椎病等。

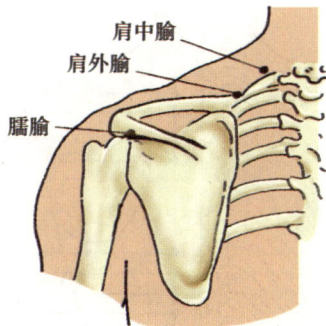

图 110　肩中腧、肩外腧、臑腧

● **肩外腧**

【部位与操作】在第一胸椎棘突下旁开 3 寸（图 110）。以拇指指端或屈曲的拇指指间关节桡侧点按穴位 0.5～1 分钟。

【作用与主治】舒筋活络。主治肩背酸痛、颈项强直、上肢冷痛等。

● 臑腧

【部位与操作】在肩贞穴上方,当肩胛骨肩峰突起的后下际凹陷处（图110）。用拇指或中指指端按揉穴位0.5~1分钟。

【作用与主治】舒筋活络,化痰消肿。主治肩臂酸痛无力、漏肩风、颈项瘰疬等。

● 风门

【部位与操作】在第二胸椎棘突下旁开1.5寸（图111）。受术者取坐位,术者以两拇指指端对准穴位分别点按0.5~1分钟。

【作用与主治】解表宣肺,护卫固表。主治感冒鼻塞、伤风咳嗽、头痛、流涕、慢性鼻炎、项强、背部疼痛等。

● 肺腧

【部位与操作】在第三、四胸椎棘突之间,旁开1.5寸（图111）。以两拇指或食、中指指端对准穴位分别按揉30~50次。

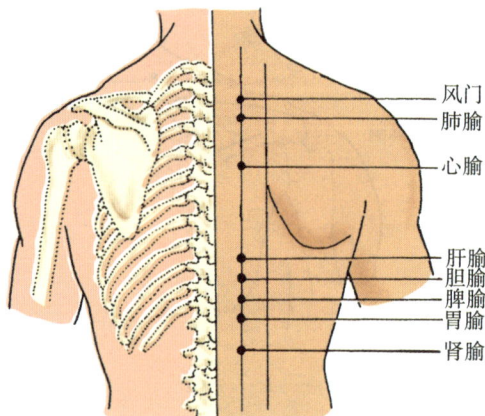

图111 风门、肺腧、心腧、肝腧、胆腧、脾腧、胃腧、肾腧

【作用与主治】解表宣肺,肃降肺气。主治感冒咳嗽、鼻塞、胸闷、哮喘、肺炎、背部酸痛、骨蒸潮热、盗汗等病症。

● 心腧

【部位与操作】在第五、六胸椎棘突之间，旁开 1.5 寸（图 111）。以两拇指或食、中指指端对准穴位按揉 50～100 次。

【作用与主治】安神宁心，宽胸降气。主治失眠、健忘、心悸、心烦、梦遗、心绞痛、胸引背痛、心律不齐等病症。

● 肝腧

【部位与操作】在第九、十胸椎棘突之间，旁开 1.5 寸（图 111）。用双拇指罗纹面或食、中指指端按揉穴位 50～100 次。

【作用与主治】疏肝利胆，安神明目。主治胸胁痛、失眠、腰背痛、近视、视神经萎缩、肝脏及胆囊病症、胃病等。

● 胆腧

【部位与操作】在第十、十一胸椎棘突之间，旁开 1.5 寸（图 111）。以双拇指指端点按穴位 0.5～1 分钟。

【作用与主治】清热化湿，利胆止痛。主治胁痛胀满、口苦咽干、肝脏及胆囊病症、食道痉挛等。

● 脾腧

【部位与操作】在第十一、十二胸椎棘突之间，旁开 1.5 寸（图 111）。以拇指指端点按穴位 1～2 分钟。

【作用与主治】健脾利湿，升清止泄。主治腹胀、慢性腹泻、胁痛、黄疸、水肿、消化不良、失眠、肺炎、疟疾、脾肿大、贫血、慢脾风等。

● 胃腧

【部位与操作】在第十二胸椎与第一腰椎棘突之间，旁开 1.5 寸（图 111）。以两拇指指端点按穴位 1～2 分钟。

【作用与主治】和胃健脾，理中降逆。主治胃脘痛、腹胀、呕吐、慢性腹泻、消化不良等。

● 肾腧

【部位与操作】在第二腰椎棘突下，督脉（命门）旁开 1.5 寸处取穴（图 111）。以拇指指端按揉穴位 1～2 分钟。

【作用与主治】补肾助阳，纳气利水。主治肾虚腰痛、腰膝酸痛、遗精、遗尿、阳痿、小便频数、月经不调、耳鸣耳聋等。

● 命门

【部位与操作】在第二腰椎棘突下凹陷中取穴（图 112）。用掌面擦之，以局部温热为度。

【作用与主治】温补肾阳，舒筋镇痉。主治腰酸痛无力、遗精耳鸣、小便频数、腰腹引痛、头痛身热、赤白带下、冷痹等症。

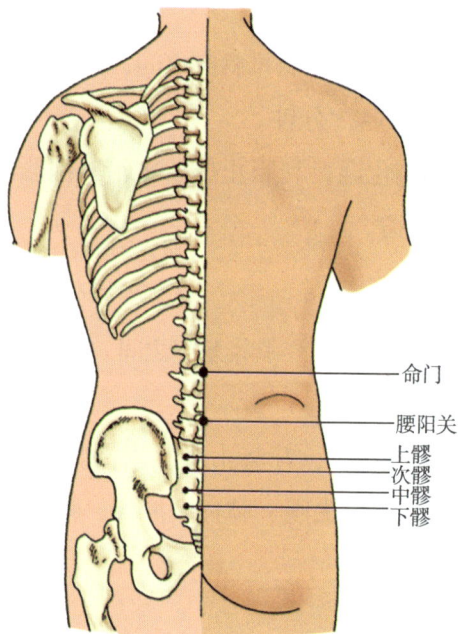

图 112　命门、腰阳关、八髎（上髎、次髎、中髎、下髎）

● 腰阳关

【部位与操作】在第四腰椎棘突下凹陷中（图 112）。用拇指指端按揉穴位 0.5~1 分钟；或用掌擦之，以"透热"为度。

【作用与主治】祛寒除湿，舒筋活络。主治腰骶部酸痛、腰扭伤、腰肌劳损、增生性腰椎炎等病症。

● 八髎

【部位与操作】在骶骨第一、二、三、四骶后孔中，分别为上髎、次髎、中髎、下髎（图 112），左右各一。受术者俯卧，术者以拇指指端依次点按各穴 5~6 下；或用手掌擦之，以局部"透热"为度。

【作用与主治】温补肾阳。主治腰痛、骶部酸痛、遗精、阳痿、大小便不利、痛经、闭经等病症。

第四节 胸腹部穴位

● 章门

【部位与操作】在侧腹部，第十一浮肋端的下际（图 113）。以中指或拇指指端按揉穴位 30~50 次。

【作用与主治】健脾消胀，和胃利胆。主治腹痛腹胀、肠鸣泄泻、呕吐、胸胁痛、神疲肢倦、黄疸、腰脊冷痛、痞块等。

● 期门

【部位与操作】在乳头直下，第六肋间隙处取穴（图 113）。以中指指端按揉穴位 30~50 次。

【作用与主治】疏肝健脾，和胃降逆。主治胸胁胀满疼痛、呕吐、呃逆、吞酸、腹胀、泄泻、咳喘等。

● 关元

【部位与操作】在脐下 3 寸，腹正中线上，仰卧位取穴（图 114）。受术者取仰卧位，术者以中指或拇指指端按压之，随受术者腹式呼吸的起伏，手指轻举慢按用力操作 1~2 分钟。

【作用与主治】培补元气，导赤通淋。主治遗精、阳痿、月经不调、闭经、痛经、阴挺、脱肛、赤白带下、崩漏、眩晕、尿频、尿闭、白浊等症。

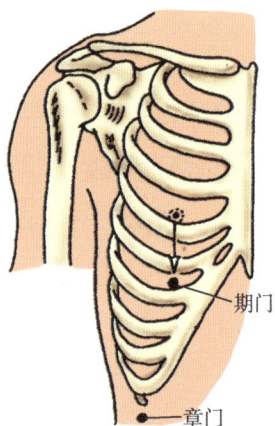

图 113　章门、期门

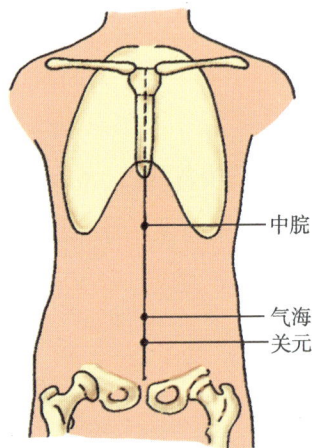

图 114　关元、气海、中脘

● 气海

【部位与操作】在脐下 1.5 寸，腹正中线上，仰卧位取穴（图 114）。术者以中指或拇指指端，随受术者腹式呼吸的起伏，对准穴位做轻举慢按操作 1~2 分钟。

【作用与主治】补气助阳，调经固精。主治月经不调、痛经、闭经、崩漏、带下、泄泻、遗精、阳痿、四肢乏力、形体羸瘦、水谷不化等。

● 中脘

【部位与操作】在脐上 4 寸，腹正中线上，仰卧位取穴（图 114）。受术者仰卧，两下肢呈屈曲位，术者以掌摩法操作 3~5 分钟，或用中指按压穴位 1~2 分钟。

【作用与主治】和胃健脾，通降腑气。主治胃脘疼痛、腹胀纳呆、呕吐呃逆、反胃吞酸、肠鸣泄泻、失眠、哮喘、惊悸怔忡等。

第五节　上肢部穴位

● 合谷

【部位与操作】在第一、二掌骨之间，约当第二掌骨中点处取穴（图115）。以拇指指端按揉穴位20~30次，或拿3~5下。

【作用与主治】清热解表，明目聪耳。主治头痛、眩晕、目赤肿痛、鼻渊、鼻衄、齿痛、耳聋、面肿、咽喉肿痛、牙关紧闭、口眼歪斜、痄腮、指挛臂痛、半身不遂、恶寒发热、胃痛、腹痛、闭经、便秘等。

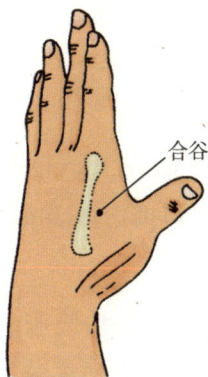

图115　合谷

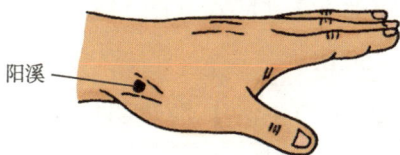

图116　阳溪

● 阳溪

【部位与操作】在腕背桡侧，拇指翘起时，当拇短伸肌腱与拇长伸肌腱之间的凹陷中（图116）。以拇指指端按揉穴位30~50次。

【作用与主治】清热安神，明目利咽。主治头痛、耳聋耳鸣、咽喉肿痛、齿痛、目赤耳翳以及臂腕痛等。

● 列缺

【部位与操作】在桡骨茎突上方，腕横纹上1.5寸，侧掌取穴。或两手虎口相交，一手指压在另一手的桡骨茎突上，当食指尖端到达的凹陷中（图117）。以拇指指端或桡侧偏峰按揉穴位20～30次。

【作用与主治】宣肺散邪，通调任脉。主治偏正头痛、项强、口眼歪斜、半身不遂、咽喉痛、咳嗽、气喘等。

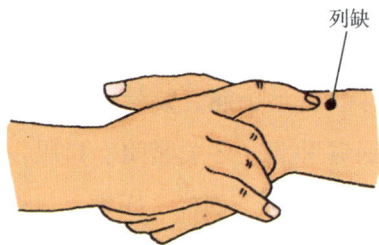

图117　列缺

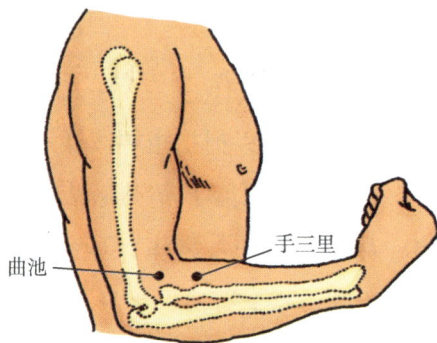

图118　手三里、曲池

● 手三里

【部位与操作】侧腕屈肘，在阳溪与曲池的连线上，桡骨内侧，曲池下2寸取穴（图118）。受术者取坐位，术者以拇指指端按揉穴位30~50次。

【作用与主治】清热明目，理气通腑，舒筋活络。主治腹胀、吐泻、齿痛、颊肿、失音、偏瘫、手臂麻痛、肘挛不伸、眼目诸疾等。

● 曲池

【部位与操作】侧腕屈肘，在肘横纹桡侧端凹陷处（图118）。用拇指指端按揉30～50次。

【作用与主治】散风止痒，清热消肿。主治手臂肿痛、上肢不遂、手肘无力、齿痛、咽喉肿痛、目赤痛、胸中烦满、腹痛吐泻、月经不调、绝经等。

● 小海

【部位与操作】屈肘，当尺骨鹰嘴与肱骨内上髁之间取穴（图119）。受术者取坐位，术者以一手食指轻轻拨动穴位3～5次。

【作用与主治】舒筋活血消肿，疏肝清热安神。主治颈项和肩臂外侧疼痛、颊肿、头痛目眩、耳聋耳鸣、疡肿、痫证等。

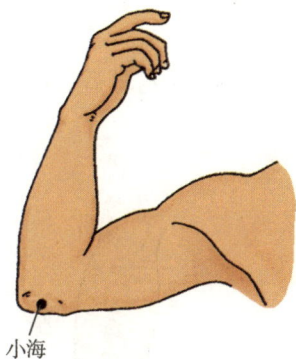

图 119　小海

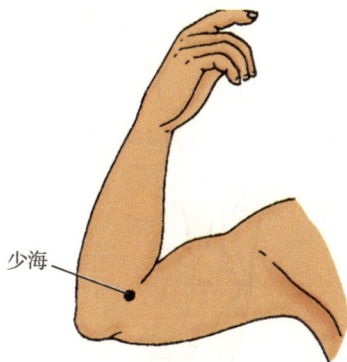

图 120　少海

● 少海

【部位与操作】屈肘，在肘横纹尺侧头凹陷中（图120）。以拇指指端按揉穴位30～50次。

【作用与主治】宁心安神，舒筋活络。主治臂痛、健忘、头痛、目眩、腋胁痛、臂麻、手颤、暴喑、癫狂笑语、瘰疬等。

● 阳池

【部位与操作】在第四指直上，腕部横纹处，当指总伸肌腱与小指固有肌腱之间的凹陷处（图121）。以拇指或中指指端按揉穴位30～50次。

【作用与主治】舒筋活络，利咽聪耳，和解表里。主治腕关节扭伤、肩背痛、耳聋、疟疾、消渴、口干、喉痹等。

● 外关

【部位与操作】在阳池上2寸，当桡、尺两骨之间取穴（图121）。以拇指或中指指端按揉穴位30～50次。

【作用与主治】解表清热，聪耳明目。主治伤寒、热病、头痛、颊痛、肩背痛、肘臂屈伸不利、手指疼痛、手颤、耳鸣耳聋、目赤肿痛等。

● 支沟

【部位与操作】在阳池上 3 寸，当桡、尺两骨之间取穴（图 121）。以拇指或中指指端按揉穴位 30 ~ 50 次。

【作用与主治】清热聪耳，降逆润肠。主治耳鸣耳聋、便秘、呕吐、胁肋痛、肩背酸痛、暴喑、热病等。

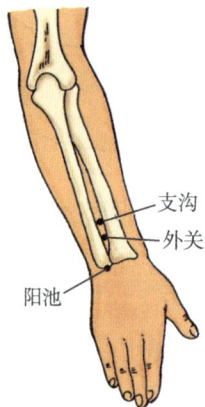

图 121　阳池、外关、支沟

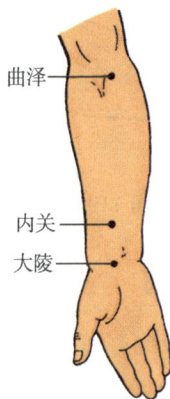

图 122　曲泽、内关、大陵

● 曲泽

【部位与操作】仰掌，肘部微屈，在肘横纹上，肱二头肌腱的尺侧缘取穴（图 122）。受术者取坐位，术者用一手拇指指端按揉穴位 20 ~ 30 次。

【作用与主治】通络镇痛，清心和胃降逆。主治肘臂痛、心痛、心悸、善惊、呕吐、咳血、热病、烦躁等症。

● 内关

【部位与操作】仰掌，在腕横纹上 2 寸，当掌长肌腱与桡侧腕屈肌腱之间取穴（图 122）。以拇指或中指指端按揉穴位 30 ~ 50 次。

【作用与主治】宁神镇痛，疏肝和中。主治胃痛、心痛、心悸、失眠、呕吐、肘臂挛痛、痫证、热病等。

● 大陵

【部位与操作】仰掌，在腕横纹正中，当掌长肌腱与桡侧腕屈肌腱之间取穴（图122）。以中指或拇指指端按揉穴位30~50次。

【作用与主治】宁心安神，舒筋止痛，宽胸和胃。主治心痛、脘痛、癫狂、痫证、善哭、咳喘等。

● 臂臑

【部位与操作】屈肘，在曲池和肩髃的连线上，曲池上7寸，即三角肌下端肱骨桡侧取穴（图123）。受术者取坐位，术者以一手拇指指端按揉穴位20~30次。

【作用与主治】理气消痰，清热明目。主治肩臂疼痛、颈项拘急、目疾、瘰疬等。

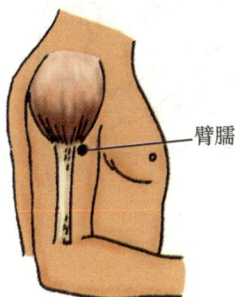

图 123　臂臑

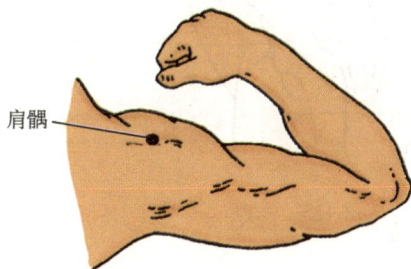

图 124　肩髃

● 肩髃

【部位与操作】在锁骨肩峰前下方，当肩峰与肱骨大结节之间取穴。上臂平举时，肩部出现两个凹陷，本穴在前方凹陷处（图124）。用拇指指端或屈曲的拇指指间关节桡侧按揉穴位0.5~1分钟。

【作用与主治】散风清热，消痰止痒。主治肩臂疼痛、手臂挛急、半身不遂、风热瘾疹、瘰疬诸瘿等。

第六节　下肢部穴位

● 居髎

【部位与操作】侧卧，在髂前上棘与股骨大转子高点连线的中点处（图125）。以拇指指端或肘部尺骨鹰嘴点按或按揉穴位 0.5 ~ 1 分钟。

【作用与主治】散风祛湿，舒筋利节，强腰益肾。主治腰胯疼痛、下肢痿痹、疝气等。

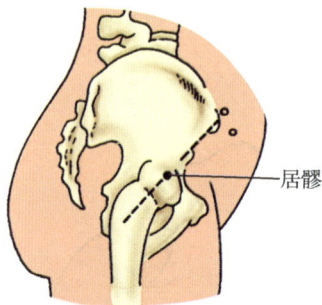

图 125　居髎

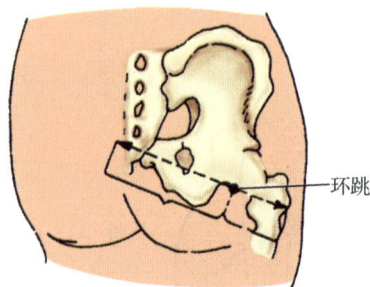

图 126　环跳

● 环跳

【部位与操作】侧卧屈股，在股骨大转子最高点与骶骨裂孔的连线上，外 1/3 处取穴（图126）。受术者侧卧，术者以拇指指端或肘部尺骨鹰嘴点按或按揉穴位 0.5 ~ 1 分钟。

【作用与主治】祛风化湿，疏通经络。主治腰胯疼痛、下肢痿痹、挫闪腰痛、膝踝肿痛不能转侧、半身不遂、遍身风疹等。

● 承扶

【部位与操作】俯卧，在臀横纹正中取穴（图127）。以肘尖部（尺骨鹰嘴）或拇指指端按揉或点按穴位 1 ~ 2 分钟。

【作用与主治】舒筋活络，消痔通便。主治腰、骶、臀、股部疼痛，痔疮，大便难等。

● 殷门

【部位与操作】在承扶与委中的连线上，承扶下 1/6 寸取之（图 127）。受术者俯卧，术者以拇指指端或肘尖部按揉穴位 0.5～1 分钟。

【作用与主治】舒筋通络止痛。主治腰脊强痛、不可俯仰、大腿疼痛等。

● 委中

【部位与操作】在腘窝横纹中央，当股二头肌腱与半腱肌腱的中间（图 127），微屈膝取穴。以拇指指端按揉穴位 10～20 次，或拿 3～5 下。

【作用与主治】理血消肿，清热醒脑。主治腰背痛、髋关节屈伸不利、腿筋挛急、下肢痿痹、腹痛、吐泻、小便难、遗尿、中风昏迷、衄血、疔疮、丹毒等。

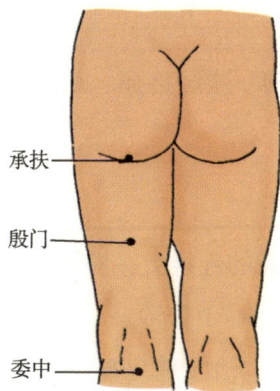

图 127　承扶、殷门、委中

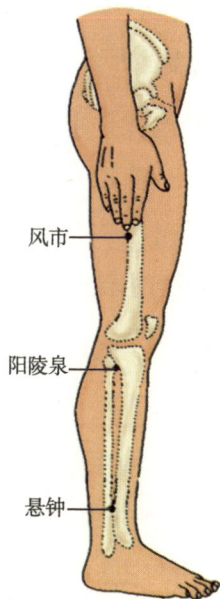

图 128　风市、阳陵泉、悬钟

风市

【部位与操作】在大腿外侧，腘横纹上7寸。简便定位时，在直立垂手时中指尖所指处（图128）。以拇指指端点按穴位0.5~1分钟。

【作用与主治】祛风化湿，疏通经络。主治中风半身不遂、下肢痿痹、麻木、遍身瘙痒、脚气等。

阳陵泉

【部位与操作】在腓骨小头前下缘，凹陷中取穴（图128）。受术者仰卧，术者以拇指指端按揉穴位0.5~1分钟。

【作用与主治】舒筋镇痉，疏肝利胆。主治下肢痿痹麻木、膝肿痛、半身不遂、胁肋痛、呕吐、脚气等。

悬钟

【部位与操作】在外踝高点上3寸，腓骨后缘处取穴（图128）。以拇指指端按揉穴位0.5~1分钟。

【作用与主治】平肝熄风，疏肝益肾。主治半身不遂、颈项强痛、胸腹胀满、胁肋疼痛、腋下肿、膝腿痛、中风、脚气等。

髀关

【部位与操作】仰卧，在髂前上棘直下，平臀横纹，即与承扶穴相对处取穴（图129）。受术者仰卧，术者以拇指指端按揉穴位0.5~1分钟。

【作用与主治】疏通经络。主治髀股痿痹、腰腿疼痛、筋急不得屈伸、麻木不仁等。

伏兔

【部位与操作】在髂前上棘与髌骨外上缘的连线上，膝髌外上缘6寸处取穴（图129）。以拇指指端按揉穴位0.5~1分钟。

【作用与主治】散寒化湿，疏通经络。主治腰腿疼痛、寒冷、麻痹，脚气，疝气，腹胀等。

● 梁丘

【部位与操作】仰卧，在膝髌上外缘上 2 寸凹陷处，当髂前上棘与髌骨外上缘的连线上取穴（图 129）。以拇指指端按揉穴位 0.5～1 分钟。

【作用与主治】和胃消肿，宁神定痛。主治胃痛、膝关节肿痛、乳痈等。

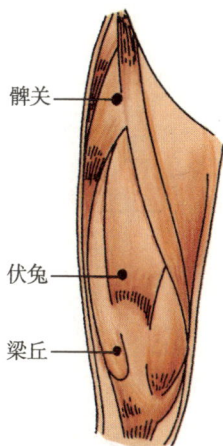

髀关 ——

伏兔 ——

梁丘 ——

图 129　髀关、伏兔、梁丘

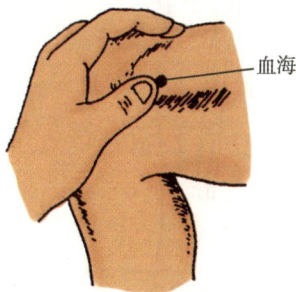

—— 血海

图 130　血海

● 血海

【部位与操作】屈膝，在髌骨内上缘上 2 寸，当股四头肌内侧头隆起处取穴（图 130）。以拇指指端按揉穴位 0.5～1 分钟。

【作用与主治】健脾化湿，调经统血。主治月经不调、痛经、闭经、崩漏、股内侧痛、皮肤湿疹等。

● 犊鼻（外膝眼）

【部位与操作】正坐垂足，在髌骨下缘，髌韧带外侧凹陷中（图 131）。以拇指指端或屈曲的拇指指间关节桡侧点按穴位 0.5～1 分钟。

【作用与主治】祛寒逐湿，疏经利节。主治膝髌肿痛、屈伸不利以及下肢痿软、脚气等。

● 足三里

【部位与操作】仰卧或正坐垂足，在犊鼻穴直下 3 寸，胫骨前嵴外一横指处（图 131）。以拇指指端按揉穴位 1~2 分钟。

【作用与主治】健脾和胃，消积化滞，调理气血，疏风化湿，通经活络，扶正培元。主治胃痛、恶心呕吐、食少、腹胀、腹痛肠鸣、泄泻、完谷不化、便秘、疳积、头痛、眩晕、失眠、耳鸣、虚劳、咳嗽、中风、水肿、气短、脚气、下肢痿痹、膝胫酸痛、半身不遂等。

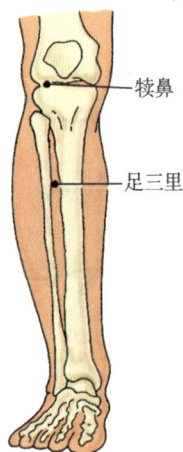

图 131　犊鼻、足三里

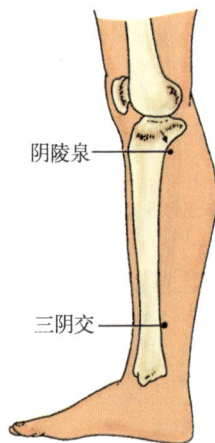

图 132　三阴交、阴陵泉

● 三阴交

【部位与操作】在内踝高点直上 3 寸，胫骨内侧面后缘（图 132）。以拇指指端按揉穴位 0.5~1 分钟。

【作用与主治】健脾利湿，兼调肝肾。主治脾胃虚弱、肠鸣腹胀、腹泻、消化不良，月经不调、崩漏、经闭、阴挺、赤白带下，阳痿、遗精、睾丸缩腹，小便不利、水肿，失眠，足痿痹痛，湿疹等。

● 阴陵泉

【部位与操作】在胫骨内侧髁下缘，胫骨内缘的凹陷中（图 132）。以拇指指端按揉穴位 0.5~1 分钟。

【作用与主治】健脾渗湿，益肾固精。主治腹胀、暴泄、黄疸、水肿、小便不利、阴茎痛、遗精、膝关节痛等。

● **解溪**

【部位与操作】在足背踝关节横纹的中央，**跩**长伸肌腱与趾长伸肌腱之间的凹陷中，约与外踝高点相平（图133）。受术者仰卧或坐卧，术者以拇指指端揉穴位30～50次。

【作用与主治】清胃降逆，镇惊宁神，舒筋活络。主治腹胀、便秘、胃热、谵语、癫狂、目赤、头痛、眩晕、眉棱骨痛、踝关节扭伤等。

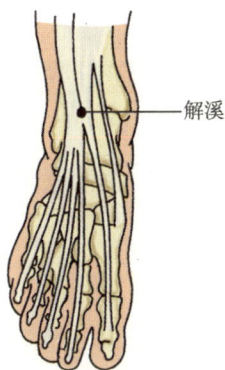

图133 解溪

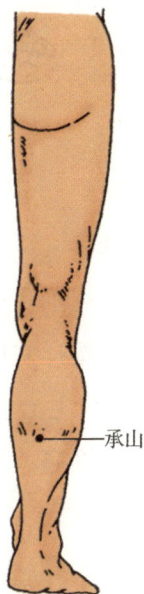

图134 承山

● **承山**

【部位与操作】在腓肠肌两侧肌腹下方，伸小腿时，当肌腹出现交角处（图134）。以拇指指端按揉穴位0.5～1分钟，或拿3～5下。

【作用与主治】舒筋理气止痛，消痔。主治腿痛转筋、腰背痛、腹痛、便秘、鼻衄、疝、痔疾、脚气等。

● 公孙

【部位与操作】在第一跖骨基底的前下缘凹陷，赤白肉际处（图135）。受术者取坐位或仰卧位，术者以拇指指端按揉穴位0.5～1分钟。

【作用与主治】健脾化湿，和胃理中，舒利踝节。主治胃痛、呕吐、肠鸣腹胀、泄泻、水肿、烦心失眠、脚气、足背或足底疼痛麻木等。

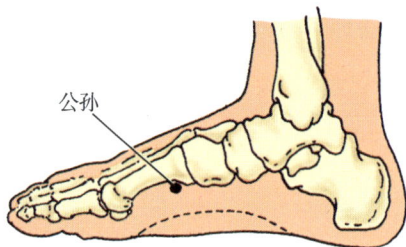

图 135　公孙

● 昆仑

【部位与操作】在外踝后缘与跟腱之间，平外踝的中点取穴（图136）。以拇指指端按揉穴位10～20次。

【作用与主治】镇痉止痛，止痛，清热截疟。主治踝关节疼痛、背腰痛、头项疼痛、难产、疟疾等。

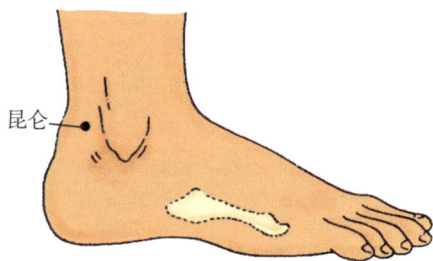

图 136　昆仑

● 太溪

【部位与操作】当内踝与跟腱之间的凹陷中，与内踝高点平（图137）。

以拇指指端按揉穴位 10～20 次。

【作用与主治】益肾纳气，培土生金。主治头痛眩晕、耳鸣耳聋、咽喉肿痛、齿痛、咳嗽气喘、月经不调、失眠健忘、遗精阳痿、腰脊痛、小便频数、下肢厥冷、内踝肿痛等。

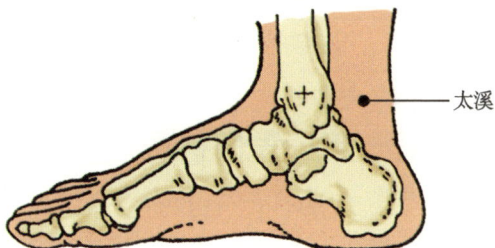

图 137　太溪

第三章　常见病症治疗

第一节　骨伤科病症

一、上肢部损伤

● 肱骨外上髁炎

肱骨外上髁炎又称"网球肘"，是以肘部疼痛为主症的临床常见病。多由前臂伸肌起点多次受到牵拉或慢性劳损引起。女性多于男性。

【病因病机】本病多因前臂旋前的同时腕关节背伸、尺偏，而使肱骨外上髁处的伸肌群起点受到反复牵拉从而引起损伤。其病理改变为：肱骨外上髁伸肌肌腱附着点、环状韧带、肱桡关节滑膜受到损伤，引起部分韧带撕裂，局部充血、肿胀、渗出的无菌性炎症，继而发生纤维组织增生、机化、粘连等改变。

【临床表现】肘后外侧酸痛，沿前臂伸肌群向手腕放散，局部轻微肿胀，压痛明显，前臂旋转及握物无力，不敢做拧毛巾、衣物等动作，做提、拉、端、推等动作时疼痛加重。网球肘试验阳性（患者握拳屈腕，前臂尽量旋前，再伸直肘关节时，若出现肘后外侧疼痛即为阳性）。X线摄片无异常。

【推拿处方】手法：滚法、揉法、拿法、弹拨法、大鱼际擦法等。配穴：曲池、手三里、合谷、曲泽、阿是穴等。

【操作】受术者取坐位，术者位于其患侧。①以滚法、揉法等于患肘后外侧及前臂背侧往返施术约5分钟；②以拿法施术于前臂背侧3分钟；③点按或弹拨所选穴位，每穴约0.5分钟，以"得气"为宜；

④以大鱼际擦法于肘后外侧及前臂背侧施术，以"透热"为度。

以上治疗每日或隔日 1 次。

【病案举例】李某，男，49 岁，厨师。2003 年 12 月 6 日初诊。

主诉：左侧肘部疼痛 10 天。

病史：患者 10 天前因过度劳累引起左肘后外侧疼痛，沿左前臂桡侧放射至左腕部，提水壶及拧毛巾时痛重，影响正常工作。曾口服止痛药并外敷膏药治疗，效果不佳，来诊。

查体：左肘外上髁轻度肿胀、压痛，网球肘试验阳性。

诊断：肱骨外上髁炎（左）。

治疗：按拟定方法施术 15 分钟毕，患者外上髁及前臂桡侧疼痛明显减轻；继续守法每日治疗 1 次，经连续治疗 5 次后，患者症状、体征完全消失，恢复正常工作。1 年后随访，病愈，未复发。

● 肩关节周围炎

本病是以肩关节畏风、怕冷、疼痛并伴肩关节活动障碍为主症的临床常见病。多发生于 50 岁左右，故中医称为"五十肩"。睡时肩部感受风寒得之者，称为"漏肩风"；病久则肩部活动障碍者，称为"冻结肩"或"肩凝症"。

【病因病机】年老体虚，气血不足，肝肾渐亏，筋脉失养；或久居湿地，感受风寒湿邪，筋脉拘急；或外伤肩部，筋脉受损，瘀血内阻，筋脉不通，不通则痛。日久则筋脉失养，废而不用。

【临床表现】本病以肩关节疼痛和功能障碍为主要特征。

初期（疼痛）：呈阵发性疼痛，逐渐发展为持续性疼痛，并进行性加重，昼轻夜重，不能向患侧侧卧，夜不能寐，局部怕冷、畏风，牵拉肩部时可引起剧烈疼痛，肩关节周围广泛压痛。疼痛可向颈及肘部放射，一般不会超过肘关节。

后期（功能活动受限）：由于关节囊、肌肉粘连，长期废用而引起肌力下降，加之喙肱韧带固定于缩短的内旋位等因素，肩部高举、外展受限，当肩关节外展时，出现典型的"扛肩"现象（图 138），严重时

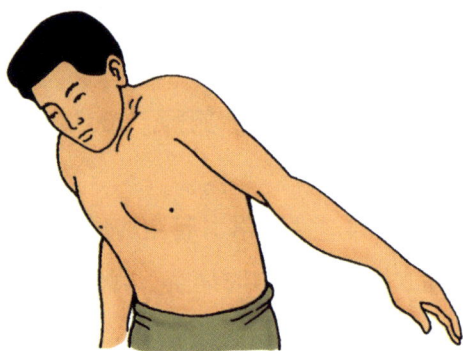

图 138 肩关节周围炎"扛肩"现象

会影响正常生活，如梳头、穿衣、脱衣、提裤、洗脸等均感困难，屈肘时手不能搭肩。日久三角肌出现废用性萎缩，肩峰突起，上举不便，后伸欠利，最终可呈"冻结肩"。

【推拿处方】手法：𢭐法、掌根揉法、肩部揉捏法、屈指点法、拿法、肩关节摇法、肩部外展扳法、肩部屈伸扳法、肩关节拔伸法、搓法、抖法等。

配穴：肩髃、天宗、臂臑、膈俞、肩外俞、肩井、曲池、合谷、阿是穴等。

【操作】受术者取坐位或卧位，术者站于其身侧。①以𢭐法、揉法于患侧肩前、肩后、肩外侧及上肢部往返施术约 5～10 分钟；②拿揉或捏揉肩及上肢部约 3 分钟；③屈指点按肩髃、臂臑、肩井、曲池、合谷等上述穴位，以"得气"为度；④以肩关节摇法施术 3～5 次；⑤以肩关节外展扳法、内收扳法分别施术 1～2 次；⑥向外侧方拔伸肩关节 1～2 次；⑦斜向外上方牵抖患上肢约 1 分钟；⑧搓、抖患上肢 3～5 次。

以上治疗每日或隔日 1 次。

【注意事项】在治疗的同时，嘱患者进行功能锻炼，以巩固和延续临床疗效。锻炼时要求病人持之以恒，循序渐进。因人而异，可选择下列锻炼方法。

爬墙锻炼法：患者面对墙壁而立，以双手沿墙壁缓慢向上爬动，使

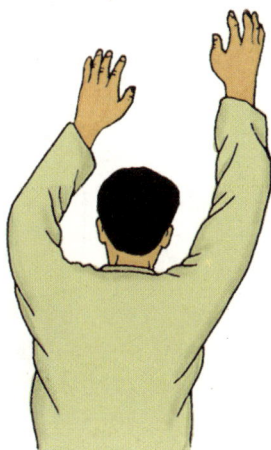

图 139　爬墙锻炼法

上肢尽量高举，然后再缓缓放下回到原处，反复数次（图 139）。

弯腰晃肩锻炼法：患者伸臂弯腰，做肩关节前后环转运动各 10 ～ 20 圈，动作由小到大，由慢而快（图 140）。每日可做 3 ～ 4 次。

体后拉手锻炼法：患者双手向后，由健侧手拉住患侧手腕部，渐渐向上拉动，反复进行（图 141）。每日 3 次。

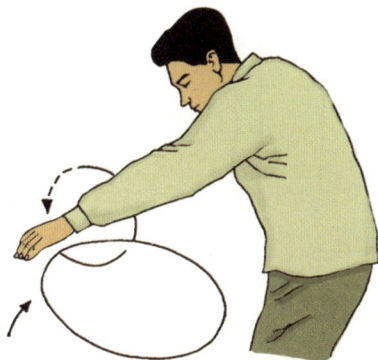

图 140　弯腰晃肩锻炼法

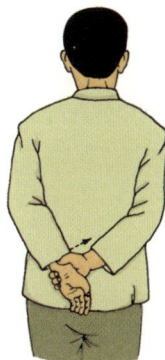

图 141　体后拉手锻炼法

甩手锻炼法：患者站立，做肩关节前屈、后伸（图 142）及内收、外展运动（图 143），幅度由小到大，反复进行。每日练 3 ～ 4 次。

077

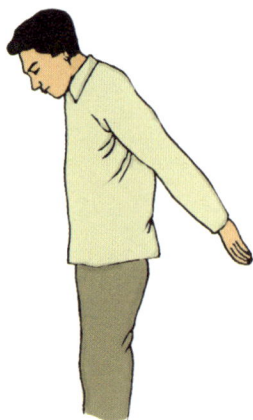

图 142　甩手锻炼法
（肩关节屈伸）

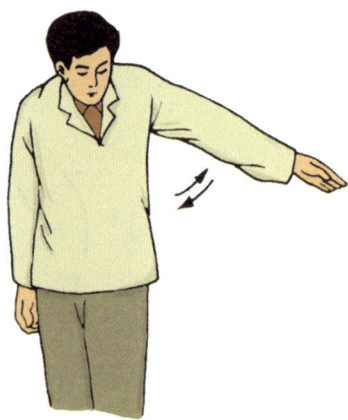

图 143　甩手锻炼法
（肩关节内收、外展）

外旋锻炼法：患者背靠墙而立，双手握拳屈肘，两臂外旋，尽量使拳背靠到墙壁，反复进行（图144）。每日3~4次。

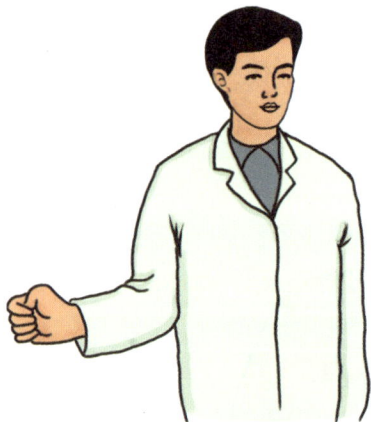

图 144　外旋锻炼法

双肩内收、外展锻炼法：患者双手十指交叉置于颈后部，肩关节尽量内收（图145）及外展（图146），反复数次。上述锻炼每次以不疲劳为宜。

【病案举例】沈某某，女，52岁，干部。2010年7月12日初诊。

主诉：右肩关节疼痛，伴活动障碍2月余。

病史：患者于2个多月前，夜卧受凉后引起右肩部疼痛，曾热敷

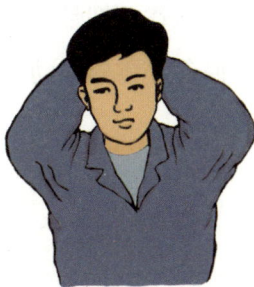
图 145 双肩内收锻炼法

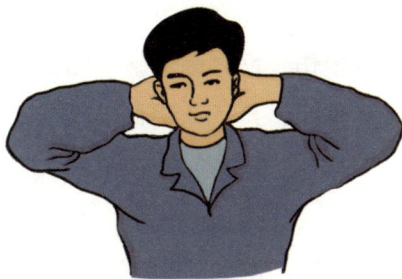
图 146 双肩外展锻炼法

并贴膏药治疗，效果不佳。近来右肩部疼痛加重，高举、外展时痛甚，来诊。

查体：老年女性，右肩高举 80°，外展 30°，右手后背时拇指达腰 2 棘突处，右肩关节内收受限，右侧天宗、肩髃穴压痛。右肩关节正侧位 X 线片未见异常。

诊断：右侧肩关节周围炎（五十肩）。

治疗：经㨰、揉、点、拿、摇、扳、拔伸、搓、抖法与上述穴位配合治疗 1 次（约 20 分钟）后，右肩关节疼痛明显减轻，活动好转。经推拿治疗 6 次后，右肩关节疼痛完全消失，活动正常。随访 2 年未复发。

● 腕关节损伤

本病是以腕关节疼痛、活动受限为主症的临床常见病。腕关节是人体活动、用力较多的关节，因此损伤的机会较多。损伤后若不及时治疗，可引起慢性劳损。

【病因病机】在生产劳动或日常生活中不慎跌仆，手掌撑地，或因持物而突然旋转、伸屈腕关节等，可使腕部周围的肌腱、韧带、腱鞘发生炎性改变，以致浆液渗出、肿胀、增生和粘连，甚至关节功能障碍。

【临床表现】损伤后出现腕部肿胀、疼痛或血肿，当腕部背伸、屈曲及侧屈时疼痛加剧，局部压痛明显。检查：如果将腕关节向尺侧倾斜，在桡骨茎突部发生疼痛，则为桡侧副韧带损伤，反之则为尺侧副韧带损伤；若将腕关节用力掌屈，在背侧发生疼痛，则为腕背侧韧带与伸肌腱损伤，反之则为腕掌侧韧带与屈肌腱损伤；如果向各个方向活动均发生疼痛，且活动明显受限，则为韧带与肌腱的复合损伤。

【推拿处方】手法：指揉法、搓法、按法、拿法、腕关节拔伸法、腕关节运摇法、擦法等。

配穴：阳池、阳溪、列缺、大陵、少海、阿是穴等。

【操作】受术者取坐位，术者坐于其对面。①以搓法、揉法、拿法于患处及周围往返施术；②拿揉或捏拿患处及其周围；③点按或弹拨所取穴位，以"得气"为宜；④于患处以擦法施术，以"透热"为度。

每日或隔日治疗1次。

【病案举例】刘某，男，21岁，学生。2009年6月9日初诊。

主诉：右腕关节摔伤1天。

病史：患者于昨日打篮球时不慎摔伤右腕部引起腕关节疼痛，伴屈伸活动受限，来诊。

查体：右侧腕关节桡侧轻度肿胀、压痛，做尺偏时疼痛加重。X线摄片检查无异常。

诊断：右腕关节桡侧副韧带损伤。

治疗：按拟定方法治疗15分钟毕，腕关节疼痛顿感减轻，活动幅度增大。经推拿治疗6次后，腕关节疼痛基本消失，无压痛，活动正常。随访3个月，病愈。

● 指间关节扭伤

本病是以手指部疼痛或活动受限为主症的常见病。手指是人们日常工作中活动最频繁的部位，所以受伤的概率较高，尤以指间关节的侧副韧带及关节囊等软组织的损伤最为多见。

【病因病机】本病多因暴力冲击（如打排球、篮球等），使手指远端向侧方过度偏曲，而引起一侧副韧带的撕裂。由于侧副韧带和指间关节囊紧密地连在一起，当侧副韧带撕裂时，常伴有关节囊的损伤，出现出血、肿胀或粘连等改变。

【临床表现】多有明确扭伤病史。扭挫伤后，关节周围肿胀明显，且不易消失。两侧侧副韧带压痛明显，指间关节功能活动受限。若侧副韧带断裂，患者局部伴有畸形，手指偏向一侧，并向该侧活动幅度增大。

【推拿处方】手法：捻法、指揉法、按法、指间关节拔伸法、手指摇法、理指法、擦法等。

配穴：外关、肩井、手三里、阿是穴等。

【操作】受术者取坐位，术者坐于其患侧。①以捻法、指揉法于患处及其周围放松施术；②按揉以上所取穴位，以"得气"为宜；③拔伸指间关节并环转摇动手指；④以理指法施术 2～3 次；⑤以大鱼际擦法施术，以"透热"为度。

每日或隔日治疗 1 次。

【病案举例】吕某，男，24 岁，学生。2008 年 4 月 17 日初诊。

主诉：右手中指疼痛 3 天。

病史：患者 3 天前打排球时不慎撞伤右手中指，引起疼痛，第一指间关节处疼痛明显，活动受限。曾于学校医务室给予贴伤湿止痛膏、中药外洗等治疗，效果不佳，前来就诊。

查体：青年男性，右手中指第一指间关节呈梭形肿胀，局部压痛明显，屈曲为 0°。X 线摄片检查无异常。

诊断：右手中指指间关节损伤。

治疗：按拟定方法治疗 15 分钟后，右手中指疼痛减轻，能屈曲30°。继续守法每日施术 1 次，连续治疗 10 次后，右手中指疼痛消失，无压痛，能屈曲 80°。1 个月后随访，病愈。

● 桡骨茎突部狭窄性腱鞘炎

本病是以前臂桡骨茎突部疼痛为主症的常见病，影响患者的正常工作和生活。腱鞘（图 147）是保护肌腱的滑囊，有内外两层，内层与肌腱紧密黏附，外层通过滑液腔与内层分开。在两端，内外两层相互移行而构成封闭的腔隙，内外层之间有滑液，可减少肌腱活动时的摩擦。

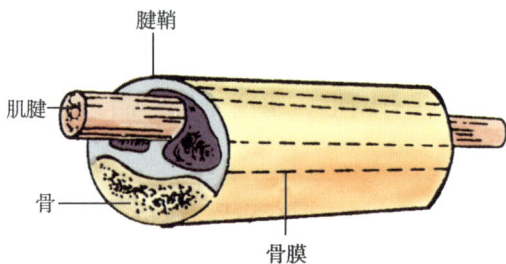

图 147　腱鞘模式图

【病因病机】腕指在短期内活动过度或经常活动，即腱鞘受到急慢性损伤，或感受寒冷，是导致本病的主要原因。拇长展肌起自尺、桡骨中部的背面，止于第二掌骨底的外侧，主司拇指的外展活动。拇短伸肌在拇长展肌的下方，起自桡骨背面，止于拇指第一指骨底的背侧，具有背伸拇指的第一指骨及外展拇指的功能。拇长展肌与拇短伸肌的肌腱在桡骨茎突部共同进入一个腱鞘（图 148），长 7～8 厘米。若经常使用拇指劳作，则肌腱在狭窄的腱鞘内不断地运动摩擦，日久可引起肌腱、腱鞘的损伤性炎症，出现水肿，腱鞘内外层逐渐增厚、粘连等。

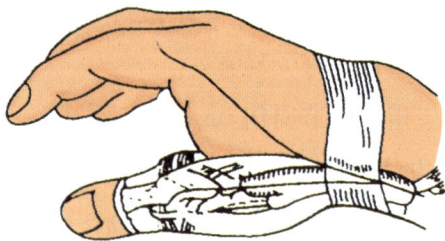

图 148　桡骨茎突部腱鞘

【临床表现】桡骨茎突部疼痛，可放射至手或肩、臂部，腕及拇指活动时疼痛加重。拇指无力，伸拇指活动受限。桡骨茎突部可触及硬性结节，并有明显压痛。握拳试验（图 149）阳性（患者握拳，拇指在里，四指在外，做腕关节尺偏动作时，桡骨茎突处疼痛）。X 线

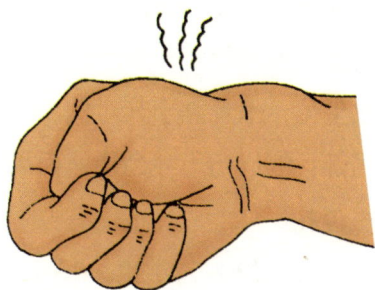

图 149　握拳试验

检查一般无异常。

【推拿处方】手法：指揉法、大鱼际揉法、摩法、桡侧摩揉法、硬结弹拨法、擦法等。

配穴：阳溪、合谷、手三里、阿是穴等。

【操作】受术者取坐位，术者坐于其身前。①以指揉法、大鱼际揉法或摩法于患处及其周围施术 5 分钟；②摩揉患处及其周围；③点按以上所取穴位，以"得气"为宜；④弹拨桡骨茎突部；⑤局部以擦法"透热"。

以上治疗每日或隔日 1 次。

● **腱鞘囊肿**

本病是以患处有囊肿突起为主症的常见病，常发生于腕关节的背侧和掌侧、手指的背侧和掌侧、足背部、膝内侧及腘窝部。好发于青壮年，以女性多见。

【病因病机】本病的原因尚不明确，经临床观察，与外伤有一定的关系。有人认为本病是由于关节囊和腱鞘膜向外突出，形成疝状物，或由于结缔组织内局部黏液样变性所致。

【临床表现】囊肿多逐渐发生，生长缓慢，外形一般光滑，触诊时呈饱胀感，有时可有波动，且周缘大小可能发生变动。患者局部酸痛或疼痛，有时会向囊肿周围放射。若囊肿和腱鞘相连，患部远端会出现软弱无力的感觉。

【推拿处方】手法：按法、硬结弹拨法、指揉法、推法、擦法等。

配穴：阿是穴、局部及循经取穴。

【操作】受术者取坐位，术者立于其对侧。①以揉法施术于患处及其周围；②推按囊肿局部；③以巧力寸劲快速而果断地挤压囊肿，将其挤破；④受术局部加压包扎。

【病案举例】徐某，女，22岁，学生。2001年9月18日初诊。

主诉：右手背发现一肿物半年。

病史：患者于半年前发现右手背长有一肿物，时有酸胀感，未曾治疗。近来肿物稍大，劳累后局部酸胀疼痛，来诊。

查体：右手背可见约1厘米×1厘米大小的肿物，皮色正常，按之有波动感，轻度压痛，掌、指关节活动正常。

诊断：右手背腱鞘囊肿。

治疗：患者取坐位。以拇指指端轻揉患处约1分钟；继之做快速短暂的用力按压，指下感"扑哧"滑动响声，囊肿消失；再弹拨3~5次；最后推、擦患处2~3分钟，患者诸症消失。随访2年未复发。

● 肩手综合征

肩手综合征是指以肩部疼痛、僵硬并有同侧手部肿胀和疼痛为特点的病症，影响患者日常工作和生活。

【病因病机】本病多由于颈椎退行性改变，或颈、臂外伤，以及脑血管病、肺和胸膜病、心肌梗死等病灶刺激而反射性引起植物神经功能紊乱，肩、手部血管和神经营养障碍所致。

【临床表现】本病多见于中老年人，一侧肩、手部同时或先后出现疼痛，多呈钝痛，甚则灼痛，随后发生肩、手关节僵硬，手部肿胀。由于手指肿胀的缘故，局部皮肤紧张、发亮，呈青灰色，同时温度亦降低。随病程进展，上肢肌肉逐渐萎缩，掌腱膜挛缩，以致指关节强直、变形而呈半屈曲状。发病后一般3~6个月肩、手疼痛及手部肿胀等症状逐渐缓解，部分病人仍可遗留肩、手活动障碍等症。

【推拿处方】手法：㨰法、掌根揉法、拿法、指揉法、弹拨法、肩部揉捏法、按法、摇法、捻法、理指法、搓法、抖法、搓掌法等。

配穴：肩髃、肩井、秉风、天宗、臂臑、曲垣、曲池、手三里、合谷等穴。

【操作】受术者取坐位。①术者以滚、揉、拿等法于患侧肩臂部施术 5～10 分钟；②拿揉、捏揉患肩及上肢；③按揉、弹拨以上穴位，以"得气"为宜；④搓抖患上肢；⑤捻、摇手指，并施以理指法；⑥搓手掌。

每日或隔日治疗 1 次。

【病案举例】林某，男，49 岁，干部。2002 年 3 月 17 日初诊。

主诉：左肩部疼痛、僵硬，伴同侧手部肿胀 15 天。

病史：患者于半月前不明原因出现左肩关节疼痛，高举活动受限，1 天后出现同侧手指肿胀。曾自行口服消炎痛、贴伤湿止痛膏治疗，效果不佳，前来就诊。

查体：中年男性，左肩外观无异常，同侧天宗、手三里穴压痛，左肩高举 120°、外展 60°，左侧手背及食、中指肿胀、发亮，呈青灰色，同侧大鱼际肌及手背肌肉轻度萎缩，食、中指屈曲障碍。检验血沉、抗链球菌溶血素"O"、血常规等均正常。颈椎 X 线片（正侧位）示颈椎生理曲度变直，颈 4、5、6 前缘轻度骨质增生，椎间隙正常。

诊断：肩手综合征（左侧）。

治疗：按拟定方法治疗 1 次（约 20 分钟）后，左侧肩、手疼痛等症状顿感减轻，活动好转。继续每日施术 1 次，当治疗 6 次后，肩部疼痛消失、活动正常，手背及手指肿胀消退、活动灵活。随访 1 年未复发，恢复正常工作。

二、颈项部损伤

● 颈部扭伤

本病以颈项部疼痛并功能障碍为主症，严重影响患者工作和生活。

【病因病机】本病多由于颈椎屈伸或旋转过度，或由于活动不慎致颈项部肌肉扭、闪挫伤，气滞血瘀，经络不通而发病。

【临床表现】一般有明确的外伤史。外伤后即出现颈项部疼痛，颈椎活动受限。查体：患处肌肉和韧带痉挛、肿胀，压痛明显，颈椎活动时疼痛加剧。颈椎 X 线片无异常发现。

【推拿处方】手法：滚法、掌根揉法、指揉法、按法、拿法、扳颈法、摇颈法、合擦法等。

配穴：肩井、天宗、大椎、合谷等穴。

【操作】受术者取坐位，术者站于其身后。①以滚法、揉法于患处施术 5 ~ 10 分钟；②点按、弹拨以上穴位，以"得气"为宜；③分别以颈椎斜扳法及颈椎摇法施术；④项后部以合擦法"透热"。

以上治疗每日 1 次。

● 颈椎病

颈椎病是由于颈椎增生刺激或压迫神经根、椎动脉、颈部脊髓或交感神经而引起的综合症候群。本病是中老年人的常见病与多发病，年龄越大，发病率越高，70 岁以上者发病率几乎为 100%。近年来，本病呈现出年轻化趋势。

【病因病机】本病多由退行性改变后又遭受各种急慢性损伤而致。

内因：中老年人椎间盘退变，纤维软骨环逐渐骨化，其通透性逐渐降低，因此使后关节囊松弛，关节腔减小，关节面易发生磨损而逐渐增生。同时钩椎关节面也因间隙变小而发生磨损，造成关节突增生。由于前纵韧带和后纵韧带松弛，椎体稳定性下降，从而促使椎体发生代偿性增生。因椎间盘厚度减小，椎间孔上下径变窄，使各增生部位更易压迫神经、血管，而产生症状。

外因：各种急慢性损伤，造成椎间盘、韧带、后关节囊等软组织产生不同程度的损伤，使脊柱稳定性下降，颈椎椎体相互磨损而发生代偿性增生，增生物直接或间接压迫神经、血管等而发病。

感受风寒湿邪：中老年人气血虚弱、正气不足，颈部感受风寒湿邪，以致局部肌肉痉挛、供血减少，造成增生物对其周围软组织的过度刺激，而产生局部损伤性炎症。

【临床表现】神经根型颈椎病：颈项部疼痛、僵硬，并伴有一侧或两侧肩臂疼痛、麻木，上肢发沉无力、肢冷，颈椎活动受限。椎间孔挤压试验（图 150）阳性（患者正坐，施术者用双手重叠按压患者头顶，并控制颈椎在不同角度下进行按压，引起项痛和上肢放射性痛麻感，即为阳性）；臂丛神经牵拉试验（图 151）阳性（患者颈部前屈，施术者以一手抵住其患侧头部，一手握住其患肢腕部，反方向牵拉，患肢有疼痛或麻木感，即为阳性）。

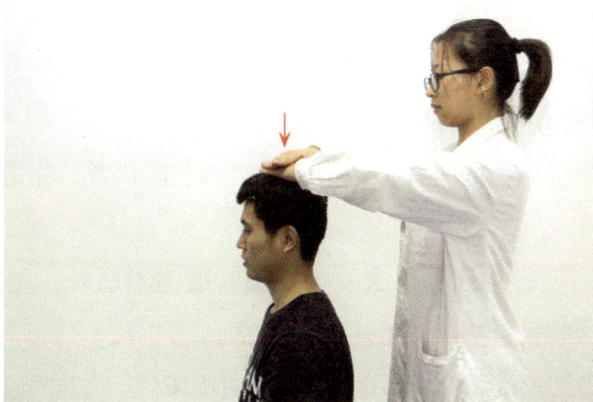

图 150　椎间孔挤压试验

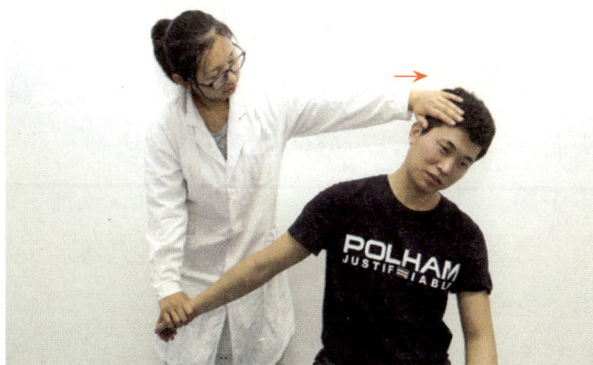

图 151　臂丛神经牵拉试验

椎动脉型颈椎病：头晕、偏头痛，恶心、呕吐，双眼干涩、视物不清，耳鸣耳聋，伴有颈枕痛或颈肩痛，偶见猝倒，旋颈试验阳性（向某一侧旋转颈椎并略后伸，引起头晕或头晕加重，即为阳性）。

脊髓型颈椎病：颈项部疼痛或者不适，并出现一侧或两侧上肢或下肢麻木、酸软无力，颈颤臂抖；或者出现不同程度的不全痉挛性瘫痪，如活动不便、步态笨拙、走路不稳，甚至卧床不起，肌张力增高，腱反射亢进，浅反射减弱或消失，出现病理反射等感觉或运动障碍。

交感神经型颈椎病：颈枕部疼痛，心慌、胸闷，肢冷、皮温低，手足发热，四肢酸胀，或头痛、头晕等，一般无上肢放射性麻痛感。

颈型颈椎病：以颈项僵硬、疼痛和颈椎活动障碍为主要表现。颈椎 X 线片（正侧位）可见椎体边缘骨质增生、椎间隙变窄、韧带钙化，颈椎生理曲度变直等。

混合型颈椎病：同时存在两型或两型以上症状者，称为混合型颈椎病。

类冠心病型颈椎病：每次发病除颈背酸痛不适外，主要以心前区憋闷、刺痛为特征。多次查心电图无异常。

吞咽障碍型颈椎病：咽部有异物感，吞咽障碍，并进行性加重，颈椎前屈时症状减轻或消失，后仰时症状加重。颈椎侧位 X 线片显示多数患者于颈5、6前缘形成骨刺，并大于 2 毫米，此时部分病人出现吞咽障碍等症状。

【推拿处方】手法：㨰法、一指禅推法、掌根揉法、指揉法、按法、拿法、颈部拔伸法、端提颈椎法、捏拿法、搓法、抖法、搓掌法等。头晕、头痛者，加扫散法、分推法、五指拿法等。

配穴：肩中腧、肩外腧、肩井、风门、风府、风池、肩髃、天宗、曲池、手三里、合谷、小海、内关、外关、阿是穴等。头晕、头痛者，加太阳、睛明、鱼腰、听宫、百会等穴。

【操作】受术者取坐位或卧位，术者站于其身后。①以揉、㨰、一指禅推等法于颈项部及患上肢施术 5 ~ 10 分钟；②以拿法于颈项及患上肢部施术 1~2 分钟；③点按或点揉所取穴位，以"得气"为宜；④分别以颈椎拔伸法和颈椎斜扳法施术；⑤搓抖患上肢；⑥以搓掌法于患侧施术；⑦合擦项后部，以"透热"为度。

若为椎动脉型颈椎病，须加用头面部操作：①大鱼际揉或分推前额；②点按头面部穴位，以"得气"为宜；③扫散头两侧胆经循行线；④拿五经施术。

以上治疗每日或隔日 1 次。

【病案举例】例 1：刘某，女，42 岁。2011 年 4 月 19 日初诊。

主诉：颈背部疼痛，伴右上肢麻痛 6 个月，加重半个月。

病史：患者于半年前受凉后诱发颈、肩、背部疼痛，伴右上肢麻木疼痛。曾服天麻丸、消炎痛等药物治疗，效果不佳，来诊。

查体：中年女性，颈椎活动欠灵活，颈 5、6 棘间压痛，右天宗穴压痛，椎间孔挤压试验及臂丛神经牵拉试验均为阳性。颈椎正侧位 X 线片显示：颈椎生理曲度变直，颈 5、6、7 前缘骨质增生，其间隙略窄，颈 6、7 后纵韧带钙化。

诊断：神经根型颈椎病。

治疗：按拟定方法治疗 1 次（约 20 分钟）后，颈背及右上肢疼痛、麻木减轻。每日 1 次，治疗 6 次后，颈背、上肢麻痛症状消失。为巩固疗效，隔日治疗 1 次，共治疗 10 次后病愈，恢复正常工作。随访 2 年未复发。

例 2：李某，男，40 岁。2009 年 11 月 7 日初诊。

主诉：眩晕，伴颈部酸痛不适 1 年余，加重 2 个月。

病史：患者于 1 年前开始眩晕、偏头痛，伴颈部酸痛不舒，有时恶心、呕吐。曾到某医院就诊，给予口服乘晕宁、脑清片、维生素 B_6 等治疗，效果不佳。近 2 个月来诸症加重，又出现视物模糊、两目干涩，伴有耳鸣，后仰转颈时眩晕加重。

查体：颈项肌肉紧张，活动欠灵活，头后仰时眩晕，恶心、欲吐，两目昏花。测血压 17.3/10.7 千帕。颈椎正侧位 X 线片显示：颈椎 4、

5、6钩椎关节变尖；颈5、6后缘轻度增生，其椎间隙变窄；颈椎生理曲度变直。脑血流图报告：椎—基底动脉血管呈收缩状态，供血减少。

诊断：椎动脉型颈椎病。

治疗：在头部给予扫散法、分额法、指揉法、五指拿法（左手扶住病人前额，使其固定，右手五指张开，以指腹着力于头皮，自前发际拿至后枕部10余遍），颈背部采用㨰法、掌根揉法、拿法、颈部拔伸法，配合按揉太阳、攒竹、睛明、鱼腰、听宫、百会、风池、风府、肩井、天宗、手三里等穴。治疗1次（20分钟）后，头晕等症状立即减轻。治疗3次后，头晕、偏头痛、颈枕痛明显减轻，视物正常，后仰转颈时已不眩晕。治疗6次后，眩晕、颈部酸痛等症状全部消失，脑血流图恢复正常，恢复正常工作。随访1年未复发。

● 落枕

落枕又称"失枕"，是以急性颈部肌肉痉挛、疼痛、强直、酸胀以致颈部转动失灵为主要特征的临床常见病。成年人若经常发作，常为颈椎病的前驱症状。轻者4～5天自愈，重者可延至数周不愈。推拿疗法对于本病疗效甚佳。

【病因病机】本病多由枕头高低不适、躺卧姿势不良、低头伏案工作过久，或感受风寒，或因颈部突然扭转、扛抬重物，以致发生颈项肌肉（胸锁乳突肌、斜方肌、肩胛提肌）痉挛及颈椎突间关节错位，或关节滑膜嵌顿而发生。

【临床表现】颈项部一侧或两侧胸锁乳突肌痉挛、僵硬、疼痛，重者可波及斜方肌或肩胛提肌。患者头向患侧倾斜，下颌转向健侧。颈部活动明显受限，向患侧活动时功能障碍尤为明显，重者疼痛牵及头枕部、上背部及上臂部。患处肌肉紧张、压痛明显，颈椎棘突两侧也可查到局部压痛点。

【推拿处方】手法：㨰法（图152）、掌根揉法、拿法、按法、颈椎拔伸法、扳颈法、摇法、合擦法等。

配穴：风池、风府、风门、天宗、肩井、手三里、阿是穴等。

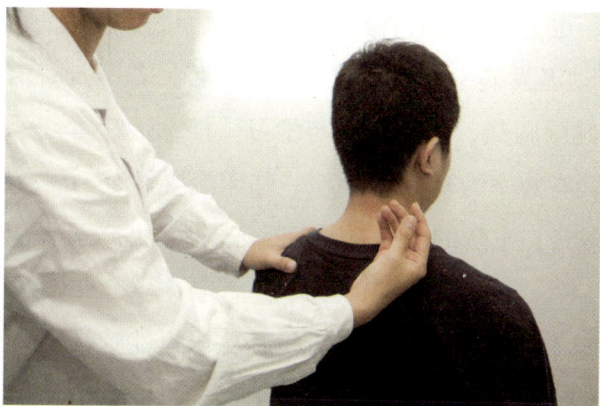

图 152 擦背法

【操作】受术者取坐位，术者站于其身后。①以擦、揉、拿等法于颈项部、肩背部及患侧上肢部施术 5～10 分钟；②点按或按揉所取穴位，以"得气"为宜；③配合颈椎前屈后伸和左右侧屈运动，幅度由小到大；④分别施以颈椎拔伸法、摇法和扳法；⑤合擦项后部，以"透热"为度。

以上治疗每日 1 次。

【病案举例】赵某，女，32 岁，职员。2012 年 9 月 6 日初诊。

主诉：颈项僵硬、疼痛伴活动障碍 1 天。

病史：患者自述于今晨起床时，突感颈部强直、疼痛，不能转颈。在家贴伤湿止痛膏治疗，效果不佳，且逐渐加重，遂来诊。

查体：颈椎呈左前倾位，右侧斜方肌紧张，压痛明显，颈 5、6 椎旁压痛，右天宗穴压痛。

诊断：落枕。

治疗：按以上拟定方法治疗 10 分钟毕，颈项部疼痛立刻缓解，颈椎活动灵活自如。次日病人告知已病愈，恢复正常工作。

三、腰背部损伤

● 腰椎间盘突出症

腰椎间盘突出症，是以腰腿痛为主症的临床常见病，是引起急慢性腰痛的主要原因，也是引起坐骨神经痛的主要原因之一。以青壮年（20~45岁）体力劳动者发病率较高。患者十分痛苦，若不及时治疗，迁延日久可转为慢性腰腿痛，影响工作与学习。推拿治疗本病效果显著，有资料显示，其有效率为95%~100%，临床治愈率为71%~87%。

【病因病机】本病的发病原因有外伤、退行性改变及感受寒凉刺激等。

外伤和积累性劳损：腰部扭伤和反复积累性劳损，是引起椎间盘纤维环破裂的主要原因。腰椎呈生理前凸，椎间盘后薄前厚，当人们弯腰时，髓核向后方移动，由于受到体重、肌肉和韧带等张力的影响，髓核产生强大的反抗性弹力，这种反抗性弹力的大小与负重的压力大小成正比。若这种力量过大，或椎间盘纤维环本身已有缺陷，就有可能使髓核冲破纤维环而向侧后方突出（图153），引起神经根、马尾或脊髓的压迫症状。

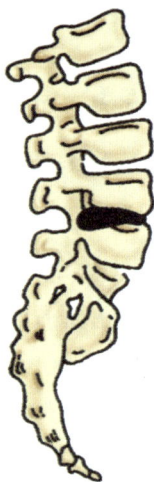

图153　髓核向后突出

生理性退化：随着年龄的增大，纤维环发生退变，失去原有的弹性，髓核中的水分逐渐减少，组织发生退变，失去原来的功能；并在反复压迫下，纤维环逐渐变薄，甚至破裂，髓核可由破裂处突出。

受寒及情志因素：不少腰椎间盘突出症患者，无外伤及劳累史，由于受寒及情志刺激，使腰背肌肉痉挛，气血运行不畅，寒性收引，小血管收缩，影响局部血液循环，进而影响椎间盘的营养；同时肌肉紧张痉挛，又可增加对椎间盘的压力，特别是对已有变性膨胀的椎间盘（图154）造成进一步损害，致使髓核突出。

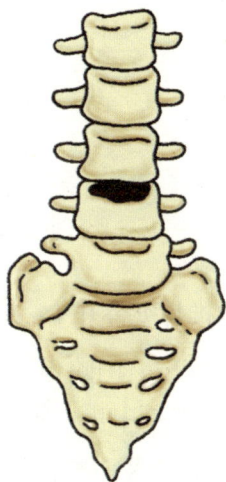

图 154　椎间盘膨胀

免疫学说：髓核是不与血液循环相接触的物质，故自体免疫机制对其并无影响。当纤维环或软骨板损伤、破裂后，在修复过程中带血管的肉芽组织长入破损的裂隙，并与髓核相接触，从而产生自体免疫反应，促使髓核发生退变和破裂。

【临床表现】腰痛、坐骨神经痛：一般先有腰痛，后有腿痛，咳嗽、喷嚏或用力大便时腰腿痛加剧，弯腰活动受限，下蹲困难，重者生活不能自理。

脊柱侧弯：多数患者有不同程度的腰段脊柱侧弯。侧凸的方向可以表明突出物的位置与神经的关系。若髓核从后旁侧突出，压迫神经根内前方时，脊柱向患侧弯，向健侧凸（图155）；若髓核从后旁侧突出，压迫神经根外前方时，脊柱向健侧弯，向患侧凸（图156）。

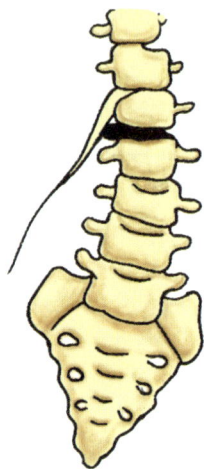

图 155 椎间盘压迫神经根内前方   图 156 椎间盘压迫神经根外前方

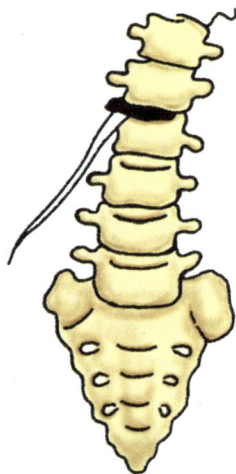

压痛点：在病变部位的腰椎棘突旁开 1～2 厘米处，有深压痛与下肢远端放射痛，在居髎、环跳、委中、阳陵泉、绝骨等穴位处有不同程度的压痛。腰 4、5 椎间盘突出，可压迫腰 5 神经根，疼痛自臀部至大腿后侧与小腿外侧，然后至大趾；若腰 5、骶 1 椎间盘突出，压迫骶 1 神经根，则疼痛自腰骶部沿大腿、小腿的后侧至足跟，然后到外缘至小趾；若突出物位于中央或在椎管内移动，可发生双下肢放射性疼痛，严重者可致大小便失禁；如果腰 1～3 椎间盘突出，则出现股神经放射痛。

直腿抬高试验阳性：一般正常人直腿可抬高 80°～90°，该病严重患者仅可抬高 15°～30°。

屈颈试验阳性：受术者取仰卧位，尽可能前屈颈椎，引起腰腿痛或腰腿痛加重者为阳性。

仰卧挺腹试验阳性：受术者取仰卧位，将腹部挺起，使臀部离开床面，引起腰腿痛或腰腿痛加重者为阳性。

膝腱或跟腱反射减弱或消失：腰 3、4 椎间盘突出，可引起同侧膝腱反射减弱或消失；腰 5、骶 1 椎间盘突出，则同侧跟腱反射减弱或消失。

踇趾背伸力或跖屈力减弱或消失。

腰骶部 X 线片检查的目的在于排除其他疾病，如肿瘤、结核、骨折等；并有利于发现本病的线索，如椎间隙变窄、生理前凸减少或消失。腰椎 CT 扫描可以明确椎间盘突出的程度。

【推拿处方】手法：㨰腰背（图 157）、臀（图 158）、下肢后面（图 159）、下肢外侧（图 160）及下肢前侧（图 161），掌根揉法，舒筋法，屈指点法，拿法，肘压法，腰椎斜扳法，腰部后伸扳法，提腿闪腰法，揉压闪腰法，拔腿压腰法，推法等。

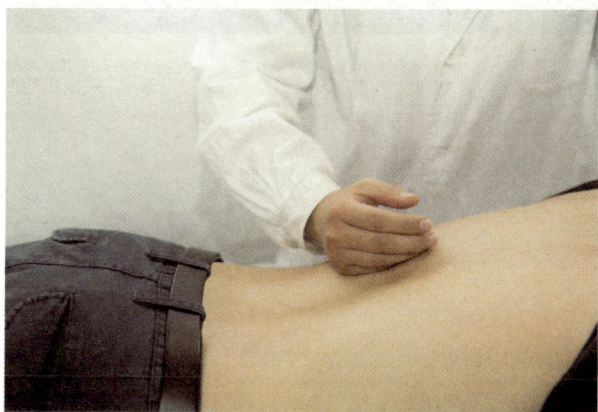

图 157　㨰腰背

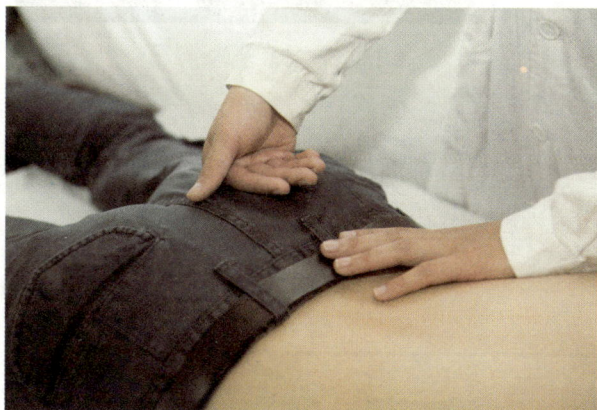

图 158　㨰臀

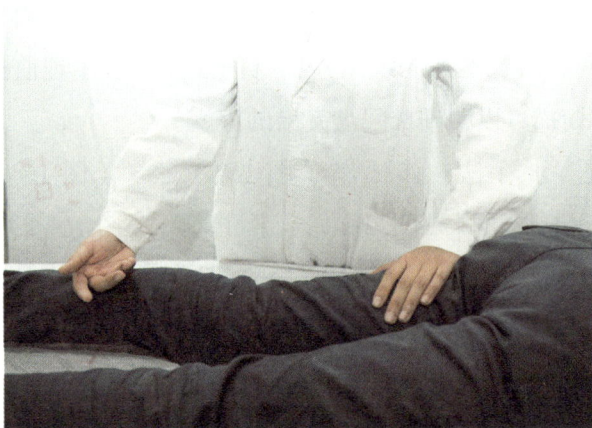

图 159　揉下肢后面

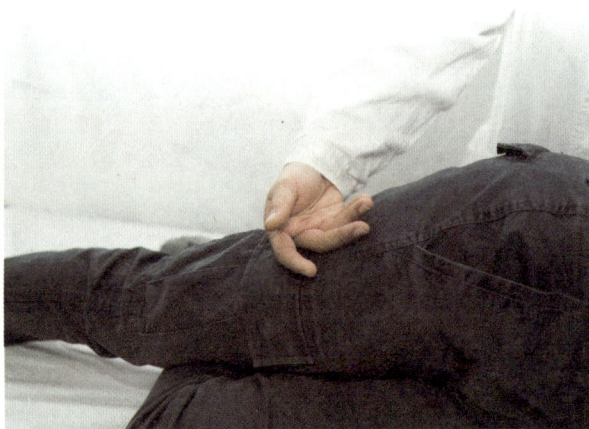

图 160　揉下肢外侧

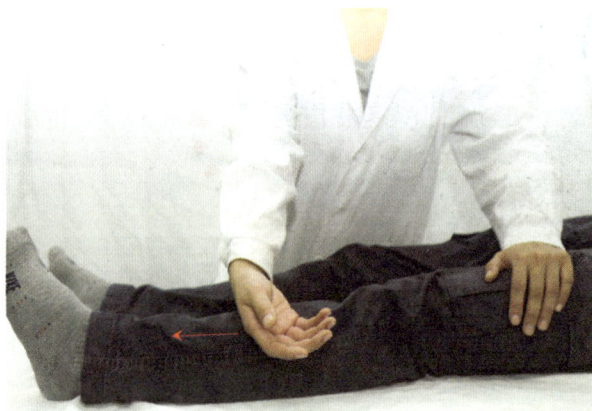

图 161　揉下肢前侧

配穴：居髎、环跳、承扶、殷门、委中、承山、肾腧、大肠腧、阳陵、悬钟、昆仑、阿是穴等。

【操作】受术者取俯卧位，术者站于其一侧。①以𢶍、揉、𢱢运等法于腰骶及患侧臀、下肢部施术 5 ~ 10 分钟；②拿捏患下肢；③点按或按压腰及下肢部穴位，以"得气"为宜；④分别以腰椎拔伸法、扳法或提腿闪腰法、揉压闪腰法、拔腿压腰法等施术；⑤再以𢶍、揉法放松施术后，以擦法于腰及患下肢处施术，以"透热"为度。

以上治疗每日或隔日 1 次。

【病案举例】单某，男，45 岁。2010 年 11 月 19 日初诊。

主诉：腰及右下肢疼痛半年余。

病史：患者于 2010 年 5 月因搬抬重物扭伤腰部引起右侧腰腿痛，站立行走后痛甚，夜间痛重，影响睡眠。曾至某医院就诊，按"坐骨神经痛"给予口服布洛芬、针刺等治疗，效果不佳。

查体：腰椎轻度侧弯，生理曲度变直，腰 4、5 棘突右侧旁开 1.5 厘米处深压痛，并沿左侧坐骨神经区域放射至小腿外侧。直腿抬高试验右侧 20°，左侧 50°，右侧加强试验阳性；屈颈试验阳性。腰椎 CT 扫描报告：腰 4、5 椎间盘向右后方突出 0.5 厘米，硬膜囊受压；腰 5、骶 1 椎间盘轻度膨出。

诊断：腰椎间盘突出症（L4/5）。

治疗：按拟定方法治疗 1 次（20 分钟）毕，腰及右下肢疼痛减轻。治疗 3 次后腰腿痛明显减轻，夜间睡眠正常，患下肢直腿高举达 60°，健侧达 80°。经治疗 10 次后，腰腿疼痛消失，腰椎活动正常，无压痛，双下肢抬高均达 90°。1 年后随访，腰腿活动自如，恢复正常工作。

● 慢性腰肌劳损

腰肌劳损是指腰骶部肌肉、筋膜等软组织的慢性损伤。在慢性腰痛中，该病占有相当的比重。

【病因病机】腰部软组织急性损伤后，未做及时治疗或治疗不彻底，或反复多次损伤，局部出血、渗液，产生纤维性变或瘢痕组织，压迫或刺激神经而形成慢性腰痛；或经常用同一侧肩部扛抬重物，长期从事弯腰工作及习惯性姿势不良，常可导致软组织的疲劳而发生腰肌酸痛；部分病人由于先天性畸形，如单侧性腰椎骶化或椎间小关节两侧不对称等，使腰骶部两侧活动度不一致而诱发腰痛。

【临床表现】患者多有长期腰痛史，反复发作。腰骶部一侧或两侧酸痛不舒，时轻时重，缠绵难愈。酸痛在劳累后加重，休息后减轻。腰腿活动一般无明显障碍。根据劳损的部位，可有较广泛的压痛，但一般压痛不甚明显。在急性发作时，各种症状均显著加重，可有肌肉痉挛、腰脊柱侧弯、下肢牵扯作痛等症状。兼有风湿者，疼痛与气候变化有关，患处喜热怕冷。局部皮肤粗糙或感觉迟钝。

【推拿处方】手法：滚法、掌根揉法、膊运法、按法、拍法、小鱼际擦法等。

配穴：肾腧、大肠腧、八髎、委中、阿是穴等。

【操作】受术者取俯卧位，术者站于其一侧。①以滚、揉、膊运等法于腰及下肢部施术；②点按或按压腰及下肢部穴位，以"得气"为宜；③以拍法于腰骶部施术；④以小鱼际擦法于腰骶及两侧膀胱经施术，以"透热"为度。

以上治疗每日或隔日1次。

【注意事项】在劳动中尽可能变换姿势，注意纠正习惯性姿势不良。采用"飞燕式"（图162）等动作加强腰背部肌肉功能锻炼，每

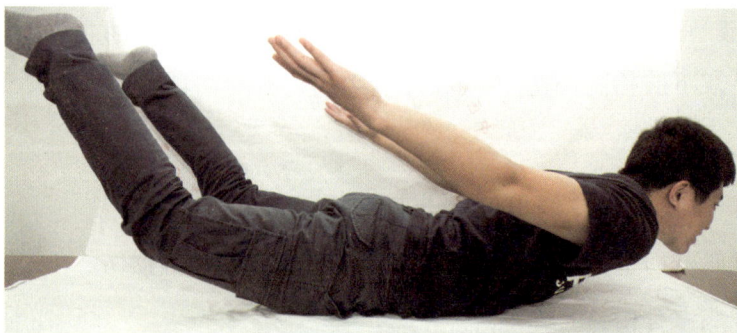

图 162　腰背肌功能锻炼法

日练 2～3 次，每次做 3～10 分钟。宜睡硬板床，腰部保暖，减少负重。

【病案举例】徐某，男，38 岁，厨师。2013 年 6 月 17 日初诊。

主诉：腰痛 1 年余，加重半个月。

病史：患者于 1 年前扭伤腰部引起腰痛，经服药治疗后腰痛减轻，但未愈，之后每因劳累及受凉引起腰痛，每年发病 5～6 次。半月前吹空调受凉后，感腰部酸痛不适，次日清晨突感腰痛加重，起床、翻身困难，蹲起受限，下肢无放射痛。曾于院外行针刺、理疗治疗，效果不佳，前来就诊。

查体：青年男性，腰椎生理曲度变直，左侧腰大肌轻度肿胀、压痛明显，腰椎前屈 50°、后伸 10°，下肢直腿抬高试验阴性。腰椎正侧位 X 线片未见异常。检验抗链球菌溶血素 "O"、血沉等均在正常范围。

诊断：慢性腰肌劳损（急性发作期）。

治疗：按拟定方法治疗 15 分钟毕，腰痛顿时减轻，能伸直腰。6 月 18 日复诊治疗后，腰痛大减，仅有左侧腰大肌轻度压痛，腰椎活动基本正常。6 月 19 日守法巩固治疗 1 次，共治疗 3 次，腰痛等症状、体征全部消失，腰椎活动自如。随访半年未复发。

● 腰椎后关节滑膜嵌顿

本病是引起急性腰痛的一种常见病，多由腰椎后关节的解剖位置发生改变而引起。

【病因病机】人们在日常工作中，常因姿势不良、突然改变体位或弯腰搬抬重物扭伤腰部，使腰椎小关节错位、滑膜嵌顿，从而破坏脊柱的力平衡和脊柱运动的协调性。同时，由于损伤刺激感觉神经末梢而引起疼痛，并反射性地引起肌肉痉挛，进而引起关节解剖位置的改变，使关节发生交锁或扭转，滑膜被嵌入关节面之间时，因受刺激而引起炎性反应，久之就会发生小关节粘连。

【临床表现】扭伤后即腰痛剧烈，可见到腰椎后凸或腰部侧倾的强迫体位。站立时屈膝、屈髋，卧位时屈身侧卧，全身腰肌痉挛，轻微移动下肢即出现剧痛。拇指触诊可发现棘突偏歪，在腰 4、5 或腰 5、骶 1

椎旁有深压痛，一般无下肢放射痛。X 线检查一般无异常发现。

【推拿处方】手法：㨰法、掌根揉法、按法、弯腰旋转扳法、腰椎斜扳法、抖拉法等。

配穴：委中、承山、阿是穴等。

【操作】受术者取俯卧位，术者站于其身侧。①以㨰法、揉法等于腰部及下肢部放松施术 5~10 分钟；②点按或按揉以上所选穴位，以"得气"为宜，同时配合腰部主动屈伸、旋转活动；③以腰椎拔伸法、扳法、抖拉法分别施术；④以小鱼际擦法于腰部施术，以"透热"为度。

以上治疗每日 1 次，一般 2 ~ 3 次即可痊愈。

【病案举例】杜某，女，42 岁，职员。2007 年 10 月 12 日初诊。

主诉：腰痛半天。

病史：患者于今日上午弯腰搬抬重物，不慎扭伤腰部，当时闻及腰部有"咔嗒"响声，随即腰部剧痛，腰椎活动障碍，卧床休息后减轻，遂来诊。

查体：患者表情痛苦，腰部呈被动体位，不敢稍动，站立时呈屈髋屈膝位，稍移动下肢即感腰部疼痛难忍。腰骶部肌肉痉挛，腰 4、5 棘突旁压痛，腰 5 棘突轻度偏歪。腰椎正侧位 X 线片无异常发现。

诊断：腰椎后关节滑膜嵌顿。

治疗：按拟定方法治疗 1 次（10 分钟）后，腰痛立刻缓解，腰椎活动基本正常，能独自行走。次日巩固治疗 1 次，症状、体征完全消失，恢复正常工作。随访 3 个月未见复发。

● 急性腰肌扭伤

本病是造成急性腰痛的常见原因。腰部脊柱承担人体重量的 1/2，并能做屈伸、旋转、侧屈等活动，故损伤的机会亦较高。

【病因病机】人们在弯腰劳动，扛、抬、搬运重物时，由于姿势不正确，配合不协调，以及跌仆或暴力直接损伤腰部，使腰部的肌肉、韧带、筋膜等组织受到剧烈的扭转、牵拉而猝然致痛。

【临床表现】扭伤较重者，即刻出现腰部剧痛、活动不便，坐、卧、翻身困难，甚至不能起床，咳嗽、深呼吸时疼痛加重。伤轻者，当时腰痛不明显，数小时或1~2天后腰痛逐渐加重。检查：单侧或双侧腰大肌痉挛，多数患者有明显的局限性压痛点，腰段脊柱可向患侧倾斜。

【推拿处方】手法：㨰法、掌根揉法、按法、舒筋法、弹拨法、腰椎拔伸法、扳法、小鱼际擦法等。

配穴：肾俞、腰阳关、委中、承山、阿是穴等。

【操作】受术者取俯卧位，术者站于其患侧。①以㨰法、揉法等于患处周围及下肢放松施术5~10分钟；②按揉或点按所取穴位，以"得气"为宜，并配合腰部屈伸及旋转运动；③以腰椎拔伸法及扳法施术；④以小鱼际擦法于患处施术，以"透热"为度。

以上治疗每日1次，3次为1个疗程。

【病案举例】张某，女，22岁，学生。2008年9月7日初诊。

主诉：腰痛1天。

病史：患者于1天前弯腰搬抬重物，不慎扭伤腰部引起腰痛，咳嗽时痛甚，翻身困难，影响睡眠。曾用伤湿止痛膏、理疗等治疗，效果不佳，症状如故，前来就诊。

查体：青年女性，痛苦病容。腰椎弯向左侧，左侧腰大肌轻度肿胀、压痛明显，腰椎前屈60°、后伸及侧屈10°。腰椎正侧位X线片无异常发现。

诊断：左侧腰大肌扭伤。

治疗：按拟定方法治疗15分钟后，腰痛明显减轻，当晚睡眠佳，翻身自如。治疗2次后腰痛消失，腰椎活动正常，恢复正常工作。随访5个月，病愈，未复发。

● 腰椎肥大性脊柱炎

腰椎肥大性脊柱炎，又称增生性腰椎炎、腰椎骨性关节炎等，是中老年人的一种慢性退行性病变，是引起患者慢性腰痛的常见原因。

【病因病机】椎间盘病变与骨松变：中年以后，椎间盘变性，椎间隙变窄，失去其"水垫"弹性作用，椎体两端就不断受到震荡、冲击和磨损。由于老年性骨松变，椎体对于压力的抵抗减弱，因而渐渐形成骨刺；年龄越大，椎体所受压迫和磨损的时间也越长，形成的骨刺也就越多。

急慢性损伤：若腰部经常受到扭挫伤，可发生慢性无菌性炎症，造成营养关节软骨板的血液循环障碍，从而导致软骨的炎性变和软骨下反应性骨质增生，此种情况以青壮年多见。

骨刺的产生是一种变性脊柱的保护性反应，初期可出现疼痛不适，至发展成熟后疼痛常可消退。骨刺也可作为一种病理因素而压迫与脊柱有关的软组织，后缘骨刺可压迫脊髓和神经根。

【临床表现】患病人群多为中老年人，腰部僵硬酸痛，不能久坐，久坐后必须频繁更换体位。晨起症状较重，稍活动则减轻，但劳累后症状又加重。少数脊髓或脊神经根受压患者，出现下肢麻木、肌肉萎缩，甚者出现废用性瘫痪，卧床不起，生活不能自理。查体：腰椎生理曲度变直或减小，弯腰受限，局部肌肉痉挛和压痛，直腿抬高试验多为正常。腰椎 X 线检查可见椎体边缘不同程度的骨质增生，严重者可形成骨桥。

【推拿处方】手法：滚法、掌根揉法、舒筋法、腰椎斜扳法、掌擦腰骶部（图 163）、提腿闪腰法、腰部后伸扳法等。

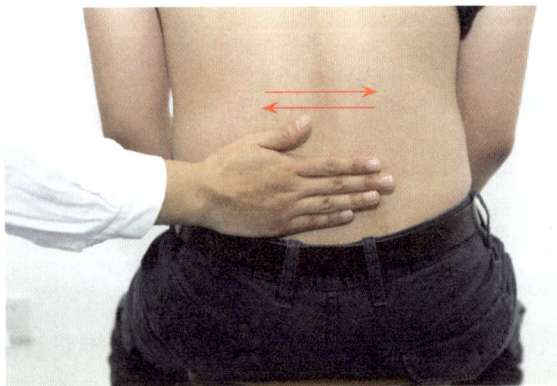

图 163　掌擦腰骶部

配穴：命门、腰阳关、八髎、委中、阳陵泉、承山、肾俞、大肠俞等穴。

【操作】受术者取俯卧位，术者站于其一侧。①以滚法、揉法、舒筋法等于腰及下肢部往返施术 5~10 分钟；②点按或按揉以上所取穴位，以"得气"为宜；③以腰椎后伸扳法、提腿闪腰法分别施术；④掌擦腰骶部（图 163）及两侧膀胱经，以"透热"为度。

以上治疗每日或隔日 1 次，每次治疗 15~20 分钟，12 次为 1 个疗程，可连续治疗 1~2 个疗程。手法不宜粗暴，以患者能够耐受为度。

【病案举例】邹某，男，62 岁，退休工人。2010 年 3 月 7 日初诊。

主诉：腰痛 1 年余，右下肢痛麻 7 天。

病史：患者于 1 年前开始腰痛，腰部发板僵硬，晨起时症状加重，曾于院外行针刺、服中药等治疗，效果不佳。近 1 周来腰痛加重，右下肢麻痛，行走时痛甚，夜间腰痛重，翻身困难，影响睡眠，生活不能自理，由人扶持来诊。

查体：腰椎生理曲度变直，两侧腰肌紧张、压痛，腰椎前屈 40°、后伸 10°，右下肢直腿抬高 40°，健侧抬高 80°，膝、跟腱反射正常。腰椎 X 线片显示：腰 3、4、5 前缘椎体呈唇样骨质增生，腰 5 后缘骨质增生。

诊断：腰 4、5 肥大性脊柱炎。

治疗：按拟定方法治疗 15 分钟后，腰腿疼痛、麻木减轻。治疗 6 次后，腰腿痛麻症状基本消失，腰椎活动正常，睡眠佳。为巩固疗效，继续守法治疗 1 周，症状、体征完全消失，恢复正常工作。随访 1 年未复发。

● 背部肌肉劳损

本病是引起背部疼痛的常见原因之一，以青壮年多发，影响日常工作和生活。

【病因病机】在日常活动中，背部要随着肩关节而运动，长期大幅度的局部剧烈运动，使得背部斜方肌等肌肉长期受到慢性损伤，以致肌纤维撕裂，发生充血、渗出、水肿，日久则发生粘连、瘢痕等病理改变。

【临床表现】一侧或两侧肩部酸痛、沉重无力，严重时影响上肢活动，被动活动不受限。背部棘突与肩胛骨内缘疼痛，肩臂沉重，肩部运动时疼痛加重。不能低头久坐，劳累后加重，活动后疼痛稍减轻。查体见：局部肌肉紧张、压痛，有时可摸到条索状的肌束组织。部分病人局部怕冷，并与天气变化有关。

【推拿处方】手法：滚背法、掌根揉法、指揉法、拿法、按法、弹拨法、合掌剁法、擦法等。

配穴：肩井、秉风、天宗、曲垣、肩外腧、大椎、膈腧、委中、手三里、合谷、阿是穴等。

【操作】受术者取坐位或俯卧位，术者站于其身后或患侧。①以滚背法、揉法、拿法、弹拨法等于项背、肩部及上背部往返施术 5 ~ 10 分钟；②点按或按揉以上所选穴位，以"得气"为宜；③合掌剁击上背部 3 ~ 5 次；④局部应用擦法施术，以"透热"为度。

以上治疗每日或隔日 1 次。

【病案举例】陈某，女，37 岁，干部。2009 年 12 月 3 日初诊。

主诉：双侧背部酸痛，伴肩臂沉重无力半年余，加重半个月。

病史：患者由于长期低头伏案工作，于半年前感觉双背酸痛无力，牵及臂部沉重不适，劳累后加重，稍活动后疼痛减轻。半个月前因劳累、受凉后背痛等症状加重，经口服消炎痛、做理疗等治疗，效果不佳，来诊。

查体：双侧斜方肌紧张，压痛明显，天宗穴（双侧）压痛，肩关节活动正常。颈椎 X 线片报告无异常。

诊断：背部肌肉劳损（斜方肌劳损）。

治疗：按拟定方法治疗 1 次约 20 分钟后，双侧肩背部疼痛顿感消失，轻松愉快。为巩固疗效，每日治疗 1 次，又连续治疗 5 次后，双侧背部疼痛等症状完全消失，恢复正常工作。半年后随访，病愈，未复发。

● 胸胁屏伤

胸胁屏伤俗称"岔气"，是由于外伤而引起气机壅滞，出现以胸部板紧掣痛、胸闷不舒为主要症状的一种病症。临床较为常见。

【病因病机】人们在日常生活中，做提、拉、扛、抬等动作时，常因用力不当、旋转扭错而导致胸壁固有肌（肋间内肌、肋间外肌、胸内筋膜、胸横肌）受到牵拉或挤压，而产生痉挛或撕裂伤；或肋椎关节半脱位、滑膜嵌顿，刺激肋间神经引起发病。

【临床表现】一般多有外伤病史，外伤后即出现一侧胸胁部疼痛，咳嗽或呼吸时疼痛加重，并牵及背部，疼痛范围较广而痛无定处，常伴有胸闷不适。患者保护性地减小呼吸运动幅度，形成浅促的呼吸。检查：患者不能明确指出疼痛的部位。肋椎关节半脱位者，其受累关节处可有小范围的压痛。若胸壁固有肌撕裂、痉挛，在相应的肋间隙可见肿胀、压痛。

【推拿处方】手法：摩法、点法、按法、揉法、击法、拔伸法、扩胸牵引扳法、擦法等。

配穴：章门、期门、阿是穴及相应背部膀胱经腧穴等。

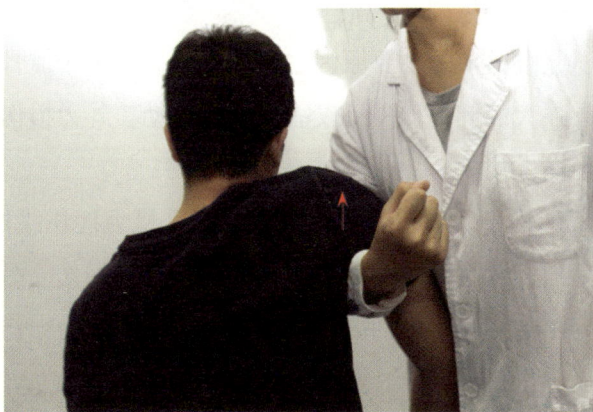

图 164　胸胁屏伤治疗手法（1）

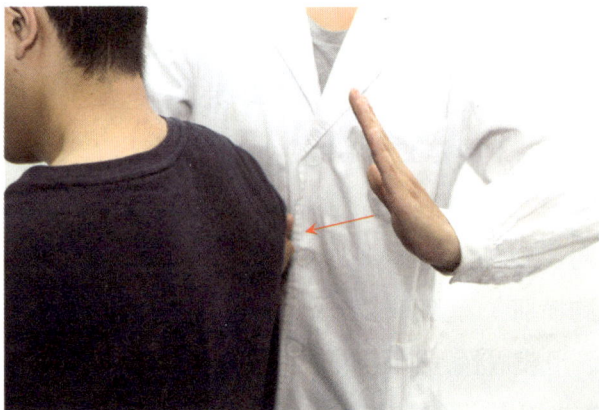

图 165 胸胁屏伤治疗手法（2）

【操作】受术者取正坐位，以右侧胸胁屏伤为例：术者先摩患处 2～3 分钟，再点按腧穴 0.5～1 分钟，以"得气"为度；然后做扩胸牵引扳法 1 次；最后术者将右前臂自前向后插于患者腋下，以右前臂向上提拉（拔伸）其肩部（图 164），将移位的关节和痉挛的肌肉理顺。随后嘱患者用力深吸气，术者以左手掌根叩击其右胸背侧患处（图 165）1 次。再令患者做深呼吸，则疼痛即可消失。

以上治疗每日或隔日 1 次。

● 骶髂关节扭伤

本病是引起腰腿痛的主要原因之一。骶髂关节位于骶骨侧面与髂骨之间，四周有强大的韧带加强，仅能做轻微活动，外力损伤时可致骶髂韧带扭转拉伤而发病。

【病因病机】当人们行走时不慎滑倒、受暴力挫伤或扛抬重物时，双下肢用力不当，骶髂韧带可因被扭转牵拉而受到损伤。另外，女性骶髂关节受内分泌的影响，活动度大，特别在分娩时易受损伤，可产生局部损伤性充血、出血、渗出、水肿等无菌性炎症反应。

【临床表现】骶髂关节受到直接暴力打击时，局部出现淡红色伤痕及肿胀。从高处坠落下蹲扭挫伤者，局部多出现弥漫性肿胀，骶髂关节所附着的肌肉，受到外力冲击发生痉挛，使患侧骨盆受牵扯而向

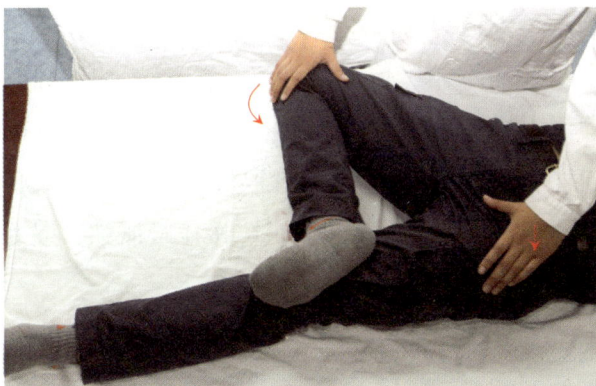

图 166　"4"字试验

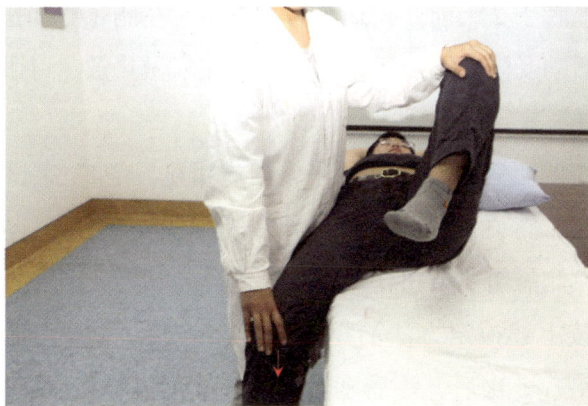

图 167　床边试验

上倾斜，故患腿出现短缩现象，为骨盆代偿性倾斜。患者"4"字试验（图 166）阳性（患者仰卧，健侧下肢伸直，患下肢屈曲外旋，使足置于健侧膝上方。术者一手压住患侧膝上方，另一手压住健侧髂前上棘，使患侧骶髂关节扭转，产生疼痛者为阳性），床边试验（图 167）阳性（患者仰卧，患侧臀部靠床边，健侧下肢屈膝屈髋，以固定骨盆。术者将其患肢移至床边使之尽量后伸，使骶髂关节牵张或移动，骶髂关节疼痛者即为阳性）。

【推拿处方】手法：㨰法、掌根揉法、摩法、按法、肘压法、摇髋法、擦法、肘运法等。

配穴：环跳、八髎、阿是穴等。

【操作】受术者取俯卧位或侧卧位，术者站于其患侧。①以㨰法、揉法、摩法等于腰骶部及患下肢施术 5 ~ 10 分钟；②点按或按揉以上所取穴位，以"得气"为宜。受术者取仰卧位。①按膝屈髋施术于患下肢；②摇动髋关节 3 ~ 5 次；③斜扳、按压腰骶部，以受术者耐受为宜；④以擦法于患处施术，以"透热"为度。

以上治疗每日或隔日 1 次。

【病案举例】崔某，男，44 岁，职员。2012 年 4 月 7 日初诊。

主诉：左侧腰腿部疼痛 2 天。

病史：患者于 2 天前开长途车后，下车时左侧骶髂部扭伤，出现疼痛，伴弯腰活动受限，不能正常工作。经在家做热敷、口服布洛芬等治疗，效果不佳，来诊。

查体：左侧骶髂关节轻度肿胀，压痛明显，"4"字试验及床边试验均为阳性。骶髂关节 X 线片未见异常。

诊断：左侧骶髂关节扭伤。

治疗：按上述拟定方法治疗 1 次（15 分钟）后，骶髂关节疼痛减轻。连续治疗 5 次后，疼痛基本消失，局部仅轻度压痛，"4"字试验及床边试验均为阴性。为巩固疗效，继续隔日推拿 1 周，前后共治疗 9 次，骶髂关节疼痛、肿胀完全消失，无压痛。随访 3 个月，病愈，未复发。

四、臀股部损伤

● 梨状肌综合征

梨状肌综合征，是因梨状肌发生损伤、痉挛、变性，导致梨状孔狭窄，从而使通过该孔的坐骨神经与其他骶丛及臀部血管遭受牵拉、压迫而产生的一系列症候群。本病是引起干性坐骨神经痛的常见原因之一。

【病因病机】梨状肌将坐骨大孔分隔为两部分，即梨状肌下孔与梨状肌上孔。梨状肌下孔有坐骨神经、股后皮神经、臀下神经、阴部神经及臀下动静脉通过，而梨状肌上孔则有臀上神经及臀上动静脉通过（图168）。

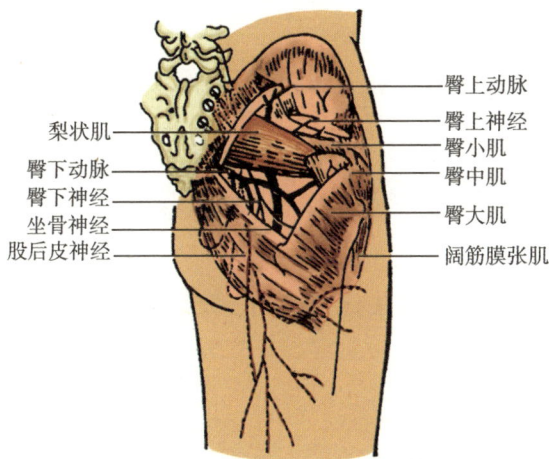

梨状肌
臀下动脉
臀下神经
坐骨神经
股后皮神经

臀上动脉
臀上神经
臀小肌
臀中肌
臀大肌
阔筋膜张肌

图 168　通过梨状肌上下孔的神经与血管

大部分患者由损伤引起，如在下肢内旋屈髋蹲位时，突然外旋起立，可引起梨状肌急剧收缩或突然牵拉而致伤；也有部分病人感受风寒、潮湿，造成局部血液循环障碍而发病。

有的学者认为，该病与腰椎间盘变性刺激邻近神经而致梨状肌反射性痉挛及营养障碍有密切关系，故本综合征在一定程度上是退化性腰椎病的表现形式之一。

【临床表现】早期症状为患侧臀部钝痛或刺痛，并伴有紧缩、酸胀感，且疼痛沿大腿后侧、小腿后外侧至足背或足外缘放射，偶有小腿外侧发麻；疼痛亦可能向小腹部及大腿内侧放射，患者感觉会阴部不适，阴囊、睾丸抽痛，举阳不能，呈强迫体位，走路呈鸭步移行步态。甚者臀部呈"跳脓样"或"刀割样"剧痛，夜不能寐，生活不能自理；大小便或用力咳嗽增加腹压时，压力经骨盆腔，波及损伤的梨状肌，使梨状肌与坐骨神经紧密接触，以致沿一侧下肢串痛。检查：患侧臀肌松弛，病久患侧下肢肌肉萎缩，肌张力降低，痛觉降低，病人自觉患肢发凉，跟腱反射减弱。髂后上棘与大转子连线中点（梨状肌体表投影处）有压痛，可触及梨状肌紧张、增厚的肌束，偶尔感到肌束呈条索状隆起，腰部一般无压痛点。直腿抬高试验在60°以下时患下肢疼痛明显，超过60°则疼痛减轻或不痛。梨状肌紧张试验（图169、170）阳性（患者仰卧，屈膝屈髋。检查者一手按压患者膝部，另一手握住其小腿，两手用力配合使大腿内收、内旋，此时梨状肌处于紧张状态，出现疼痛者即为阳性）。

【推拿处方】手法：㨰法、掌根揉法、按法、肘运法、弹拨法、推法、擦法等。

配穴：环跳、居髎、承扶、殷门、委中、承山、阳陵泉、阿是穴等。

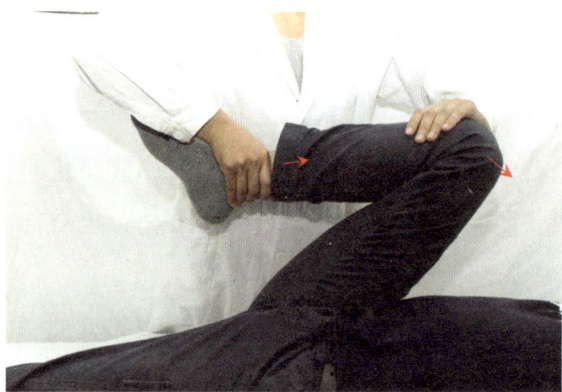

图169　梨状肌紧张试验（1）

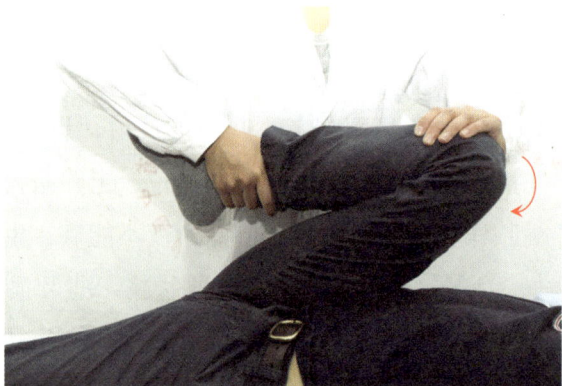

图170　梨状肌紧张试验（2）

【操作】受术者取俯卧位，术者站于其患侧。①以㨰法、揉法等于患侧腰臀部及下肢往返施术 5 ~ 10 分钟；②点按或按揉以上所选穴位，以"得气"为宜；③肘运环跳穴，以局部有热感为宜；④弹拨并平推梨状肌肌束 3 ~ 5 次；⑤以擦法于局部施术，以"透热"为度。

以上治疗每日或隔日 1 次。

【病案举例】魏某，男，47 岁，干部。2006 年 3 月 12 日初诊。

主诉：左侧臀部疼痛，伴左下肢放射痛 1 个月。

病史：患者于 1 个月前因不慎摔伤致左臀部疼痛并引起下肢远端放射痛，曾于院外按"腰椎间盘突出症"，给予理疗、牵引、药物等治疗，未见好转，病情逐渐加重，走路跛行，又出现会阴部不适、睾丸抽痛，发生阳痿。患者十分痛苦，遂来诊。

查体：左侧环跳穴压痛明显，臀部肌肉萎缩，梨状肌试验阳性，左侧直腿抬高 30°时痛甚，抬至 90°时患下肢疼痛消失。腰骶部正侧位 X 线片未见异常。

诊断：左侧梨状肌综合征。

治疗：按拟定方法治疗 1 次（20 分钟）后，左臀及下肢放射痛减轻。连续治疗 1 周后，疼痛明显减轻，下肢活动好转。治疗 2 周后，左下肢放射痛基本消失，睾丸已不抽痛，会阴部舒适。为巩固疗效，继续守法治疗 1 个月，左臀部及下肢疼痛完全消失，无压痛，梨状肌紧张试验阴性。2 年后随访，病愈，性生活正常，恢复正常工作。

● 臀上皮神经损伤

臀上皮神经损伤中医称为"筋出槽"，是以腰臀部疼痛为主症的常见病。臀上皮神经（图 171）由腰 1、2、3 脊神经后支的外侧支发出，在髂嵴上方穿过腰背筋膜而分布于臀部皮肤，主司该区皮肤的感觉。

【病因病机】人们在劳动时，尤其是身体左右旋转时，易使此神经在髂嵴下方的一段发生损伤，出现微细解剖位置的变化，偏离原位，神经本身及周围软组织可发生无菌性炎症、充血、肿胀甚至出血。慢性损伤者可导致神经变粗、变大、肥厚、粘连等病理改变。

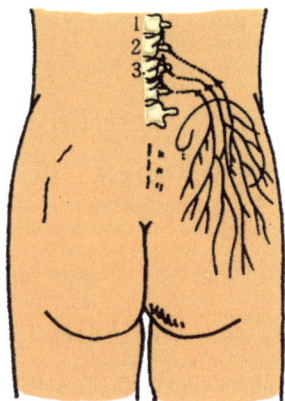

图 171　臀上皮神经及其分布区

【临床表现】一侧腰臀部疼痛，尤其是髂嵴中部附近较明显，可呈钝痛、酸痛或刺痛；有时疼痛可向大腿后侧扩散（多不过膝）；做弯腰、转体、坐下或起立等动作时疼痛加重。在髂嵴中点直下 3～4 厘米处的软组织内（皮下）可触及一滚动的绳束样物，触压时病人感到痛、麻、胀难忍。在急性期，仔细触摸时可找到该束状物的原位（沟痕），该部组织松软钝厚，局部肿胀。慢性损伤者，该部位也可触到一绳索样物，但较粗厚，活动幅度大，压痛及胀麻现象较轻，多数不易触清原位的沟痕。

【推拿处方】手法：㨰法、掌根揉法、膊运法、肘运法、肘按法、掌推法等，再配合复位法（患者俯卧，医者用双拇指触诊，按到异常滚动或高起的绳索样物后，再触清原位的沟痕，一拇指将其向上牵引，另一拇指使之按于原位再顺向按压 1～2 遍，触诊平复，手法即毕）。

配穴：环跳、承扶、阿是穴等。

【操作】受术者取俯卧位，术者站于其患侧。①以㨰法、揉法、膊运法等于患处及其周围施术 5～10 分钟；②点按或按揉以上所选穴位，以"得气"为宜；③术者以一手拇指触压"绳索"状物，在触清其原位的沟痕后，一拇指将其向上牵引，另一拇指将其按于原位并顺向推后 1～2 遍；④局部以擦法施术，以"透热"为度。

以上治疗每日或隔日 1 次。

【病案举例】李某，女，34 岁，理发师。2010 年 1 月 7 日初诊。

主诉：右侧腰臀部疼痛 1 天。

病史：患者昨日扫雪时引起右侧腰臀部疼痛，并向右大腿后侧放散，蹲起、弯腰活动后疼痛加重。自行口服消炎痛、贴伤湿止痛膏治疗，效果不佳，且疼痛逐渐加重，影响睡眠，来诊。

查体：青年女性，痛苦病容，腰椎旁无压痛。右侧髂嵴高点直下 3 厘米处可触及条索状肿物，压痛明显，仔细触摸时可触及其沟痕。

诊断：右侧臀上皮神经损伤。

治疗：按拟定方法治疗 20 分钟毕，右侧腰臀部疼痛、麻木明显减轻，弯腰活动好转。又治疗 3 次后，右侧腰臀部痛麻症状基本消失，腰椎活动正常，唯有臀上皮神经处轻度压痛。为巩固疗效，继续守法治疗 6 次，前后共治疗 10 次，右侧腰臀部疼痛完全消失，无压痛，恢复正常工作。1 年后随访，病愈，未复发。

● 股外侧皮神经炎

股外侧皮神经炎，又称感觉异常性股痛，多以大腿前外侧皮肤感觉异常为主症。股外侧皮神经为感觉神经，源于腰 2、3 脊神经后根，自

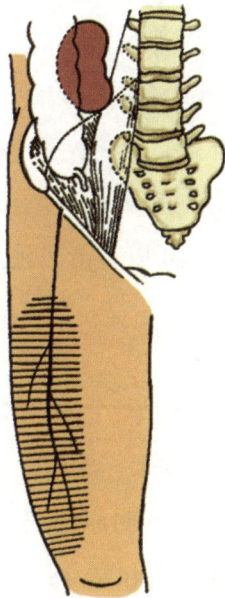

图 172　股外侧皮神经及其分布区

腰大肌外缘伸出后，斜越髂肌深面至髂前上棘，并在其内侧通过腹股沟韧带下方到达股部，然后沿缝匠肌外侧下行，距髂前上棘 5 ~ 10 厘米处穿出大腿阔筋膜，并分成前后支至股前外侧皮肤，主司该区域皮肤的感觉（图 172）。

【病因病机】本病病因尚未完全明了，其发病可能与退化性腰椎病有关。其次，该神经在通过腹股沟韧带或穿出大腿阔筋膜处因局部组织纤维化被紧束压迫，也可能为致病原因。某些病人尚可因长期紧束硬质腰带，或裤袋里常装重物，以及妊娠、疝气、内脏下垂等体内外的刺激、压迫而致。另外，受凉、感染、糖尿病、过度吸烟、嗜酒、各种中毒以及动脉硬化、下肢或盆腔静脉曲张等血管疾病，均可能与股外侧皮神经炎的发病有关。

【临床表现】多为单侧发病，起病可急可缓。其主要症状为股前外侧皮肤出现麻木、僵硬、刺痒、烧灼或压迫等各种异常感觉，常伴有疼痛，多呈刺痛。感觉异常或疼痛通常在行走、站立时出现或加重，轻者阵发性出现，重者转为持续性，甚至影响睡眠。检查可发现髂前上棘内侧或其下方有压痛点，股前外侧皮肤有大小和形状不同的感觉减退区。

【推拿处方】手法：㨰法、掌根揉法、拿法、按法、掌击法、擦法等。

配穴：风市、髀关、伏兔、梁丘、阳陵泉等穴。

【操作】受术者取仰卧位，术者站或坐于其患侧。①以㨰法、揉法、拿法等于患处及其周围往返施术 5 ~ 10 分钟；②点按或弹拨以上所选穴位，以"得气"为宜；③以掌击法施术于患处 3 ~ 5 次；④以擦法于患处施术，以"透热"为度。

以上治疗每日或隔日 1 次。

【病案举例】李某，女，46 岁。2002 年 3 月 17 日初诊。

主诉：左股部前外侧皮肤麻木、疼痛 2 月余。

病史：患者于 2 个多月前不明原因出现左侧股前外侧皮肤麻木、疼痛等感觉异常，劳累以及行走和站立后症状加重。曾在家做热敷等治疗，效果不佳，前来就诊。

查体：左侧股前外侧皮肤轻度压痛，左髂前上棘内侧皮肤轻度压痛；患处皮肤浅感觉减退，触觉正常。

诊断：左侧股外侧皮神经炎。

治疗：按拟定方法推拿治疗1次（约20分钟）毕，局部舒适，麻木、疼痛感减轻。经5次治疗后，痛麻感大减，局部浅感觉基本正常。为巩固疗效，继续隔日治疗半个月，前后共治疗13次，患处麻木、疼痛等异常感觉全部消失，浅感觉正常。连续随访1年，病愈，未复发。

● 髋关节扭伤

本病中医称为"髋掉环"，常可导致髋部甚至下肢部疼痛。多见于4～10岁儿童。

【病因病机】本病多由于跌仆或急跑摔倒猛力扭转髋关节，或自高处跳下单足落地扭伤髋部而致伤。如伤肢过度后伸，易伤及前侧；用足踢球踢空或弯腰搬物斜扭时，易伤及后侧；过度内收或局部撞击，易伤及外侧；下肢过度外展、外旋，则易伤及内侧。损伤后均可引起局部无菌性炎症反应。

【临床表现】患侧髋部疼痛、肿胀，下肢不能完全着地，走路时明显跛行；仰卧时患肢髋关节屈曲，伸直受限。局部可触及紧张的软组织，且有压痛。部分病人髋部疼痛，并沿大腿内侧向膝部放射。髋关节于外展外旋的屈曲位，走路跛行，常以足尖触地，休息时不显示任何症状，走路或强屈其髋关节时则疼痛明显。体温与红细胞沉降率均正常。髋关节前内侧有明显压痛。X线摄片髋关节骨质及间隙均正常。

【推拿处方】手法：滚法、掌根揉法、按法、弹拨法、拔伸法、髋关节的被动活动等。

配穴：髀关、伏兔、风市、阿是穴等。

【操作】受术者侧卧或仰卧，术者位于其患侧。①于患处先用滚法、掌根揉法施术2～3分钟；②继之按以上腧穴，以"得气"为宜；③再弹拨紧张之筋，以解除痉挛。

受术者仰卧。（1）助手将两手分别插入受术者两腋下，操作者用双手握住患肢踝关节，与助手做对抗牵引（图173）。（2）①先将患肢屈膝屈髋至90°，向上提拉牵引（图174）；②继而屈曲患侧髋关节至最大限度后外旋外展（图175），并伸直髋关节；③最后轻揉局部放松。

以上治疗每日或隔日1次。

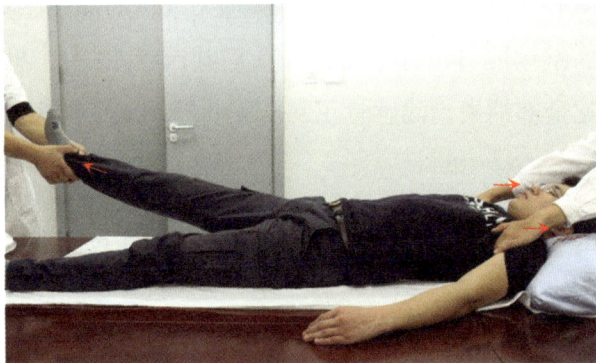

图173　髋关节扭伤治疗手法（1）：对抗牵引

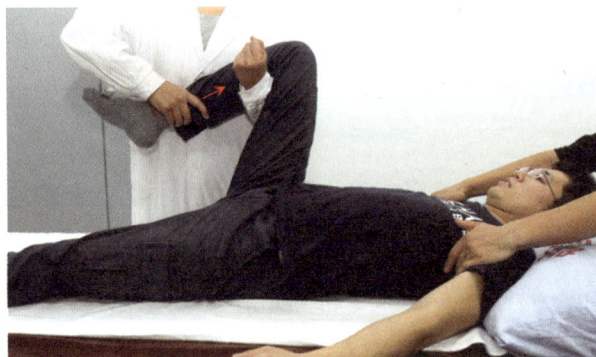

图174　髋关节扭伤治疗手法（2）：向上提拉牵引

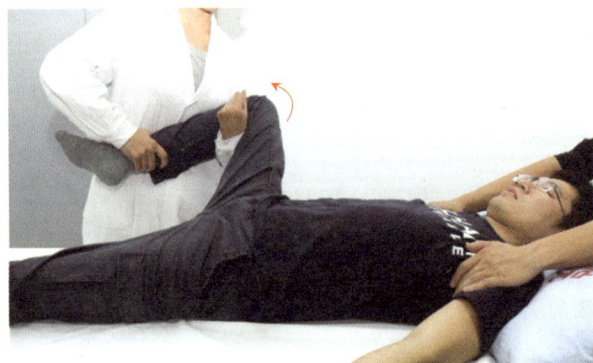

图175　髋关节扭伤治疗手法（3）：牵引下外旋外展

五、膝部损伤

● 膝关节侧副韧带损伤

本病以膝关节内外侧疼痛为主症，属中医"膝部伤筋"范畴。

【病因病机】当膝关节屈曲时，膝关节的稳定性较差。如踢足球或打篮球等运动，常因突然转身、碰撞或摔倒，受到外翻或内翻应力，而引起内侧或外侧副韧带损伤。由于膝关节呈轻度生理性外翻，且膝外侧容易受到外力的冲击，使膝关节过度外翻，故临床上内侧副韧带损伤占多数；根据其损伤的程度，一般可分为部分断裂、完全断裂、合并半月板损伤或膝交叉韧带损伤三种。推拿适用于韧带的扭伤及部分撕裂者。

【临床表现】内侧副韧带拉伤或部分撕裂者，患膝关节内侧疼痛、压痛，小腿被动外展时疼痛加剧，膝内侧有局限性肿胀或出现皮下瘀斑，膝关节屈伸活动受限。内侧副韧带完全断裂时，可摸到断裂韧带的间隙。膝关节侧向运动试验阳性（一手放于膝内侧，另一手放于踝外侧，两手做反方向推动，若引起膝部疼痛，即为阳性。见图176、177）。

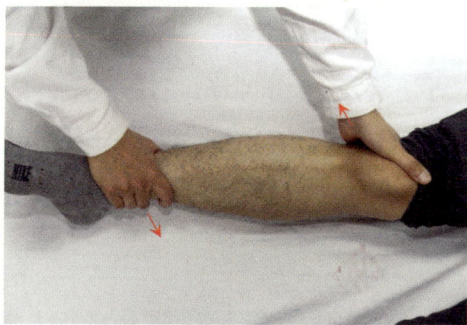

图 176　膝关节内侧副韧带损伤检查法

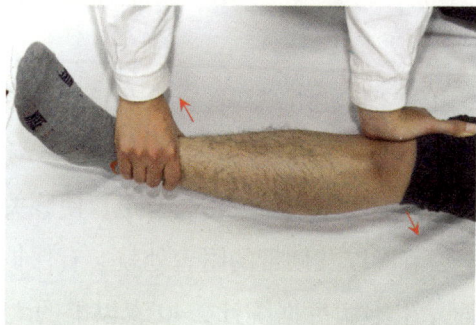

图 177　膝关节外侧副韧带损伤检查法

【推拿处方】手法：摩法、揉法、按法、擦法等。

配穴：犊鼻、膝眼、委中、梁丘、血海、阴陵泉、三阴交等穴。

【操作】受术者取仰卧位，双腘窝下垫一薄枕，术者位于其患侧。①以摩法、揉法往返施术于患处 5~10 分钟；②按揉或点按以上穴位，以"得气"为宜；③于患处以擦法施术，以"透热"为度。

对肿痛明显者，手法宜轻柔；随肿胀的消退，手法可逐渐加重。

以上治疗每日或隔日 1 次。

【病案举例】刘某，女，44 岁，干部。2009 年 12 月 4 日初诊。

主诉：右膝关节疼痛，伴活动受限 2 天。

病史：患者于 2 天前不慎扭伤右膝关节引起膝内侧疼痛，伴患侧下肢不能负重，步履困难。曾在家贴伤湿止痛膏治疗，效果不佳，且疼痛逐渐加重，遂来诊。

查体：右膝关节内侧轻度肿胀，有压痛。膝关节屈伸活动障碍，膝关节侧向运动试验阳性。舌质紫，苔薄白，脉弦紧。右膝关节正侧位 X 线片未见异常。

诊断：右膝关节内侧副韧带损伤。

治疗：按拟定方法治疗 20 分钟毕，右膝关节疼痛立刻缓解，能独自站立行走。又连续治疗 2 次，右膝关节疼痛消失，无压痛，膝关节屈伸活动自如。半个月后随访，病愈，恢复正常工作，无其他不适。

● 增生性膝关节炎

增生性膝关节炎，又称膝骨关节炎，是中老年人常见的一种慢性膝关节病。临床上以肥胖老年妇女更为多见。若不及时治疗，可影响患者腿部功能和劳动。

【病因病机】由于老年性组织变性，以及长期膝关节积累性慢性劳损，致使关节的张力和股骨对抗应力的组织功能失调，软骨及关节内容物的耐受应力降低，加之跑、跳或持久行走，使膝关节长期承重和活动，在软骨边缘、关节囊以及韧带的附着处就会有保护性新骨增生，形成骨刺或骨赘，而发生本病。据统计，40 岁以上的人，半数有轻重不同的骨质增生。60岁以上的人群膝关节或多或少都长有骨刺；约有20%的人，当局部受凉、扭伤、疲劳后，患膝关节会发生充血、渗出、水肿等无菌性炎症改变。

【临床表现】多因局部轻伤或寒冷刺激，出现膝关节疼痛，逐渐出现膝盖骨疼痛或小腿骨端关节面边缘痛，在潮湿环境、寒冷天气或劳累后疼痛加重。活动关节时常可闻及关节内因摩擦引起的"咔咔"的响声。蹲下、起立及上下坡（或上下楼梯）时疼痛加剧。若有软骨脱落在关节腔内，这种游离软骨还可突然卡住关节，引起疼痛。X线征象：膝关节边缘有骨刺形成，髁间隆起变尖或有骨刺，关节间隙变窄等。

【推拿处方】㨰髌骨上缘及股四头肌（图178）约3分钟，手法由轻而重掌揉髌骨（图179）、掌根擦膝内外侧（图180）、搓膝（图181）各1～2分钟，掐拿、合擦膝部各0.5～1分钟，㨰腘窝（图182）0.5～1分钟。

手法：㨰法、揉法、掐拿法、按法、合擦法及膝关节被动活动等。

配穴：梁丘、内外膝眼、血海、伏兔、风市、阳陵泉、阴陵泉、委中、承山等穴。

【操作】（1）受术者取仰卧位，于两腘窝下垫以薄枕，术者位于其患侧。①以㨰法、揉法于膝关节及同侧股前部施术5～10分钟；②掌揉髌骨约2分钟，手法要由轻而重；③按揉以上所选穴位，以"得气"

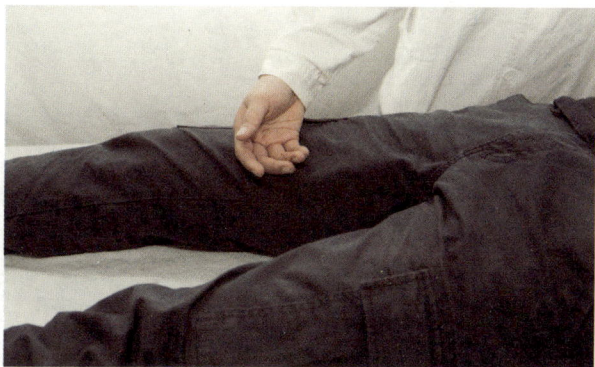

图178 㨰髌骨上缘及股四头肌

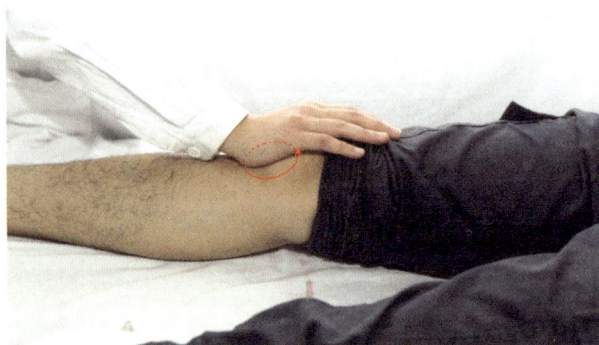

图179　掌揉髌骨

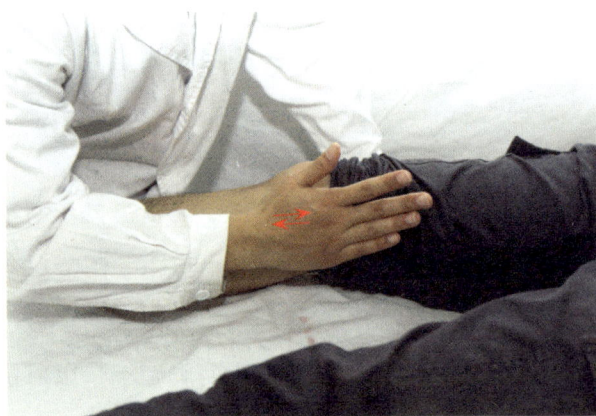

图180　擦膝内侧

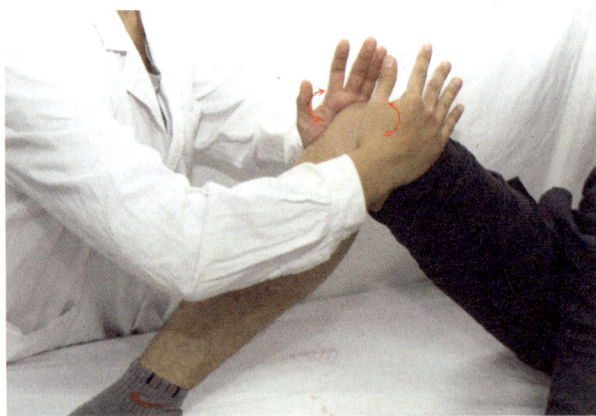

图181　搓膝

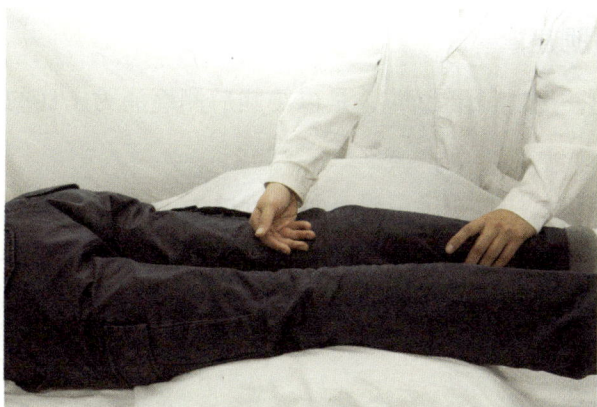

图 182　擦腘窝

为宜；④掐拿髌骨 3~5 次，以受术者能耐受为度；⑤抱膝搓揉、合擦内外膝眼，以"透热"为度。（2）受术者取俯卧位。①术者于其腘窝及小腿后侧以揉法施术 3~5 分钟；②大鱼际直擦腘窝、合擦内外膝腿处，均以"透热"为度。

以上治疗每日或隔日 1 次。

【病案举例】刘某，女，67 岁，退休工人。2010 年 7 月 3 日初诊。

主诉：左膝关节疼痛，伴蹲起障碍半年，加重 15 天。

病史：患者于半年前开始左膝关节酸痛无力，行走及劳累后痛甚。曾经口服药物，做针刺、理疗等治疗，效果不佳。近半月来症状加重，上下楼梯时痛甚，下蹲起立障碍，遂来诊。

查体：左膝关节轻微肿胀，外膝眼与髌上韧带有压痛，膝髌处有压痛，左膝关节屈伸障碍。左膝关节 X 线正侧位片示：胫骨内外髁及髌骨内缘骨质增生，胫骨髁间隆突变尖，膝关节间隙轻度变窄。检验血沉、抗链球菌溶血素 "O" 均正常。

诊断：左侧增生性膝关节炎。

治疗：按拟定方法治疗 3 次后，左膝关节疼痛等症状、体征基本消失。为巩固疗效，继续治疗 6 次，左膝关节疼痛等症状、体征完全消失，膝关节屈伸活动自如。1 年后随访，病愈，未复发。

● 腓肠肌痉挛

本病习称"腿肚子转筋",是以小腿后侧疼痛为主症的临床常见病症。

【病因病机】下肢过度劳累(如步行过久、长时间骑自行车等),或受寒冷刺激(如在游泳时因水温较低,又缺乏必要的准备活动),或突然剧烈运动(如跑、跳等),或妇女在怀孕期缺钙等,均可引起腓肠肌痉挛。

【临床表现】小腿肚(腓肠肌)突然发生抽筋样疼痛,局部隆起,下肢不敢伸直。若在睡眠中,常因小腿肚子抽筋而痛醒。但腓肠肌痉挛持续时间不长,很快即可恢复。

【推拿处方】手法:滚法、揉法、拿法、扳拉法及踝关节被动活动等。

配穴:委中、承山、阿是穴等。

【操作】受术者取俯卧位,术者位于其患侧。①以滚法、揉法、拿法于腓肠肌处施术约3分钟;②点按以上所取穴位,以"得气"为宜;③扳拉患侧踝关节,使其尽可能背伸(图183);④配合踝关节屈伸摇法3~5次。

一般经以上治疗后即刻病愈。

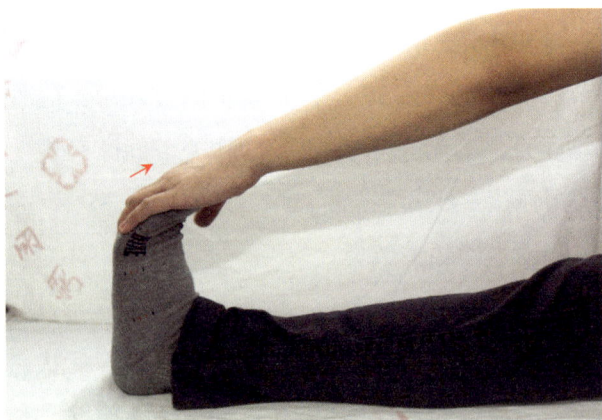

图183 扳踝法

六、踝部损伤

● 踝关节扭伤

本病以踝关节处疼痛并活动受限为主症，属于中医"踝部伤筋"范畴。

【病因病机】本病多因在下楼梯或在不平的路面上行走、跑步、跳跃时，踝关节突然向内或向外翻转，踝外侧或内侧韧带受到强大的张力作用所致。损伤轻者韧带扭伤（图184）或部分撕裂，重者韧带完全断裂（图185）。临床以内翻位损伤最为常见，其主要原因为外踝细长靠后，低于内踝，且外侧韧带较内侧薄弱，较易发生撕裂，出现出血、水肿、粘连等病理改变。

【临床表现】有急性扭伤病史，踝部明显肿胀、疼痛，脚不能着地，内外踝前下方均有压痛，皮肤呈青紫色。外踝扭伤者，将其踝关节内翻时外踝疼痛加剧，肿胀主要在关节外侧和外踝前下方。内踝扭伤时，可能伴有外踝骨折，因此内外踝均肿胀、疼痛，应仔细检查。若有踝部骨折，压痛主要在踝骨断端，沿小腿纵轴方向叩击足底则断端疼痛剧烈，可闻及骨摩擦音，脱位者踝部有明显畸形。推拿适用于踝关节软组织损伤者。

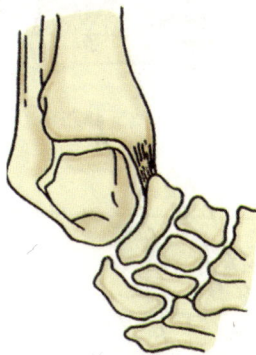

图184 踝关节韧带扭伤   图185 踝关节韧带断裂

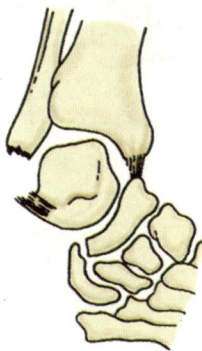

【推拿处方】在损伤的急性期（一般指 48 小时以内），手法宜轻柔灵巧，以免加重损伤性出血；恢复期手法宜稍重，特别是对血肿机化、产生粘连、踝关节功能受损的患者，应以较重的手法以及扭伤的踝关节的被动活动，促使其功能恢复。

手法：摩法、揉法、拿法、按法、拔伸法、摇法等。

配穴：风市、足三里、解溪、太溪、昆仑、公孙、悬钟、太冲等穴。

【操作】受术者取仰卧位，术者以摩、揉、拿法于损伤局部周围及小腿部施术 2～3 分钟。继之按揉上述腧穴各 0.5～1 分钟，以酸麻胀痛"得气"为宜。然后术者以右手紧握患者足趾并向上牵引，先外翻以扩大踝关节内侧间隙，同时以左手食指压入间隙内；仍在牵引下内翻足部，扩大踝关节外侧间隙，以拇指压入关节间隙内，使拇指和食指夹持踝关节（图 186）。此时，右手在牵引下将患足左右轻轻摇摆，内翻（图 187）、外翻（图 188）各 1～2 次，然后再背屈、跖屈，同时夹持踝关节的拇、食指下推上提两踝，背屈时下推，跖屈时上提。

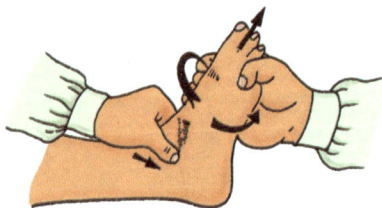

图 186　踝关节扭伤治疗手法（1）

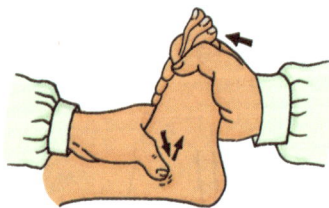

图 187　踝关节扭伤治疗手法（2）

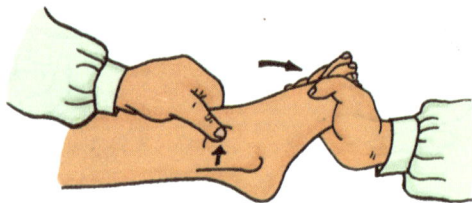

图 188　踝关节扭伤治疗手法（3）

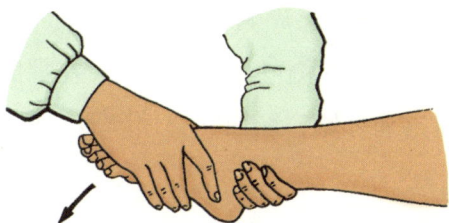

图 189　踝关节扭伤治疗手法（4）

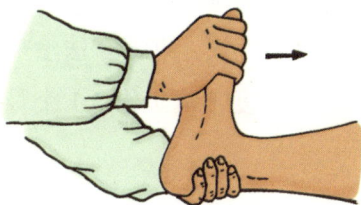

图 190　踝关节扭伤治疗手法（5）

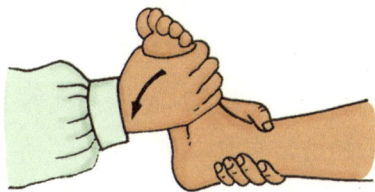

图 191　踝关节扭伤治疗手法（6）

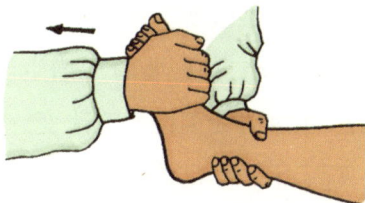

图 192　踝关节扭伤治疗手法（7）

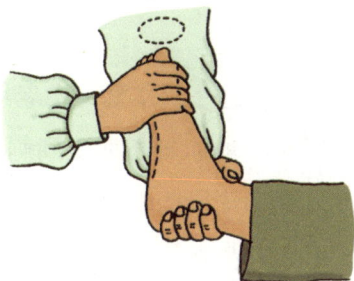

图 193　踝关节扭伤治疗手法（8）

对伴有肌痉挛、关节粘连的患者，术者再一手握跟腱，一手握前足，并嘱患者放松踝部，先予拔伸、跖屈（图 189），再做突然的背屈动作（图 190），用力不宜太猛；然后外翻（图 191）、内翻足背（图192），继之做踝关节摇法 3～5 遍（图 193）；最后擦踝关节，以"透热"为度。

以上治疗每日或隔日 1 次。

【病案举例】邱某，女，35 岁。2011 年 4 月 23 日初诊。

主诉：左踝关节扭伤 1 天。

病史：患者于昨日下午下楼梯时，不慎扭伤左踝部，引起左踝外侧疼痛，足不敢着地，夜间痛甚，影响睡眠。被人扶持来诊。

查体：青年女性，左踝外侧可见青紫瘀斑，左踝前下方明显肿胀、压痛，踝关节内翻时疼痛加剧，跖屈、背伸障碍。踝关节正侧位 X 线片报告未见异常。

诊断：左踝关节急性扭伤。

治疗：按拟定方法治疗 2 次后，左踝关节疼痛减轻，夜能入睡。治疗 7 次后，左踝关节疼痛基本消失，肿胀消退，青紫瘀斑变为淡黄色，左外踝前下方轻度压痛，踝关节屈伸正常。为巩固疗效，继续守法治疗 1 周，症状、体征消失，踝关节屈伸活动自如，恢复正常工作。1 个月后随访，病愈。

● 跟骨骨刺

本病是导致足跟部疼痛的重要原因，严重影响患者的日常生活。多见于中老年人。

【病因病机】本病为中老年人的一种骨质退行性改变。由于附着于跟骨结节上的肌腱长期受到刺激而发生变性、钙化，使跟骨骨质增生。增生物刺激周围的软组织而发生充血、渗出、水肿等无菌性炎症改变。

【临床表现】足跟部疼痛，不能站立，行走困难，足跟内侧有明显压痛点，并有筋结样的反应物。其特点是久坐与晨起下床、站立行走时疼痛加重，活动一会又可缓解，劳累后加重。部分老年人的跟骨骨刺并无疼痛感觉。跟骨 X 线片显示跟骨底部及其边缘有骨刺形成。

【推拿处方】揉按跟骨痛点（图 194）2 ~ 3 分钟，用力由轻而重；拿腓肠肌、击足跟、摇踝各 5 ~ 6 遍；最后用擦法"透热"。

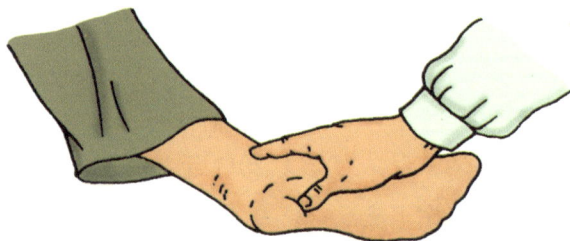

图 194　跟骨痛点揉按法

手法：揉法、拿法、击法、摇踝法、擦法等。

配穴：昆仑、解溪、太溪、三阴交、承山、阿是穴等。

【操作】受术者取坐位或仰卧位，患下肢屈膝外展，术者位于其一侧。①以指揉法施术于跟骨痛点处 2 ~ 3 分钟；②拿腓肠肌 3 ~ 5 次；③点按以上所取穴位，以"得气"为宜；④拳击足跟部 3 ~ 5 次；⑤环转摇踝 3 ~ 5 次；⑥直擦疼痛局部，以"透热"为度。

以上治疗每日或隔日 1 次。

【病案举例】于某，女，62 岁，退休工人。2008 年 11 月 20 日初诊。

主诉：左足跟部肿痛 1 个月。

病史：患者于 1 个月前无明显原因出现左足跟部疼痛，未予重视后疼痛逐渐加重，晨起下床及站立行走时痛甚，伴足跟周围肿胀，足跟不敢用力着地。曾于院外按"足跟跟骨结节滑囊炎"给予口服消炎痛等药物治疗，效果不佳，前来就诊。

查体：老年女性，肥胖体形。行走时呈跛行步态，左足跟及内踝下方轻度肿胀，跟骨结节及其内下方压痛明显，左踝关节活动正常。检验血沉、抗链球菌溶血素"O"均无异常。左跟骨侧位 X 线片显示左跟骨底部及其边缘骨质增生。

诊断：左侧跟骨骨刺。

治疗：按拟定方法治疗 1 次（约 10 分钟）后，患足跟疼痛明显减轻，站立行走时亦痛减。每日 1 次，治疗 6 次后，左足跟疼痛已基本消失，足跟着地正常行走时仅感轻微疼痛。为巩固疗效，继续守法隔日治疗 2 周，患者左足跟疼痛消失，站立行走如常。1 年后随访，未复发。

● 跟腱扭伤

本病以踝后部疼痛为主症，影响患者的日常活动。

【病因病机】本病多由于做猛力踏跳或急速起跑动作，使肌肉急骤收缩而拉伤腱围组织所致。也可因反复做超过本人活动能力的跑跳运动，逐渐劳损而发病。急性损伤、腱围撕裂、渗出或慢性劳损、腱围组织变性，可使腱围各层之间以及腱围与跟腱之间产生粘连。

【临床表现】主要表现为跟腱疼痛，但活动开后疼痛反而减轻，若猛力跑跳疼痛又会加重。随着病情的加重，平日上下楼、走路等，凡牵扯跟腱时都会引起疼痛，捻动表面跟腱时疼痛明显。后期可出现跟腱变形，其表面可摸到聚结在一起的硬块，即所谓"筋聚"，捻动时"吱吱"作响，跟腱失去韧性，挤捏时缺乏弹性，局部增粗呈梭形。患者足尖抵地后蹬时，可引起抗阻力疼痛。

【推拿处方】手法：擦法、揉法、捻法、拿法、按法、踝关节摇法及踝关节被动屈伸等。

配穴：昆仑、太溪、悬钟、解溪、承山、三阴交、公孙、阿是穴等。

【操作】受术者取仰卧位，术者位于其一侧。①以擦法、揉法、捻法、拿法等于小腿后侧及跟腱处施术5~8分钟；②点按或按揉以上所选穴位，以"得气"为宜；③以踝关节摇法和踝关节扳法（踝关节被动屈伸）分别施术。

以上治疗每日或隔日1次。

第二节　内科病症

● 感冒

感冒俗称"伤风"，是由病毒或细菌等病原体引起的上呼吸道炎症，以冬春两季多见。

【病因病机】本病是由于风邪外袭，肺气失于宣降而致。因肺气通于鼻，外合皮毛，故表邪侵袭，首先犯肺。根据表现特点，本病通常分为风寒与风热两型。

【临床表现】风寒型：恶寒，发热，头痛，无汗，怕冷，四肢酸痛，鼻塞流清涕；舌苔薄白，脉象浮紧。

风热型：发热重，恶寒轻，口干，咽喉痛，汗少，头身痛；舌尖红、苔薄黄，脉象浮数。

【推拿处方】术者以拇指或掌面于受术者颈、肩、背部做推摩法（图195）30~50次，然后揉、拿颈部（图196）30~50次，拇指推印堂（图197）、推眉弓（图198）各30~50次，揉太阳（图199）30~50次。

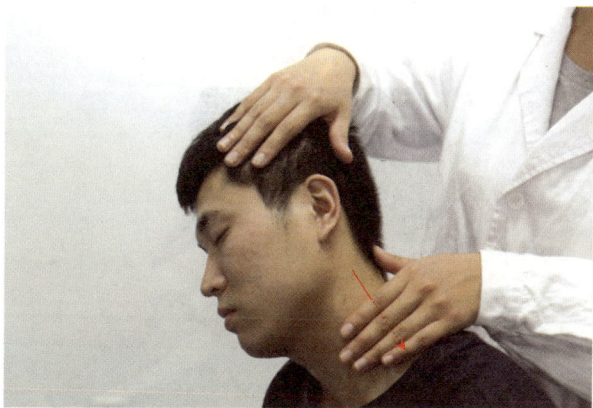

图195 推摩颈、肩、背部

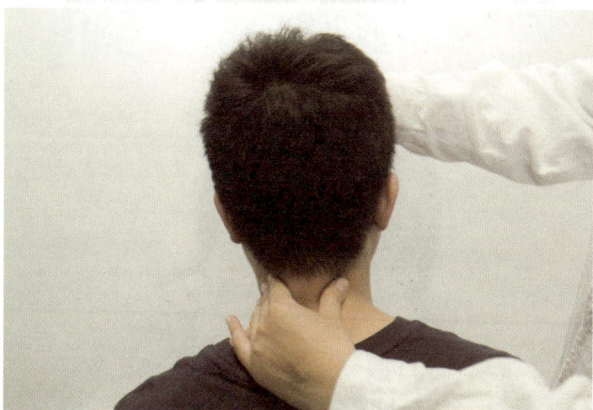

图196 揉、拿颈部

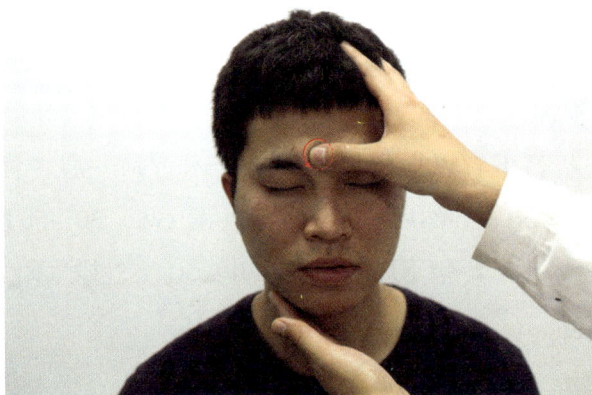

图 197　拇指推印堂

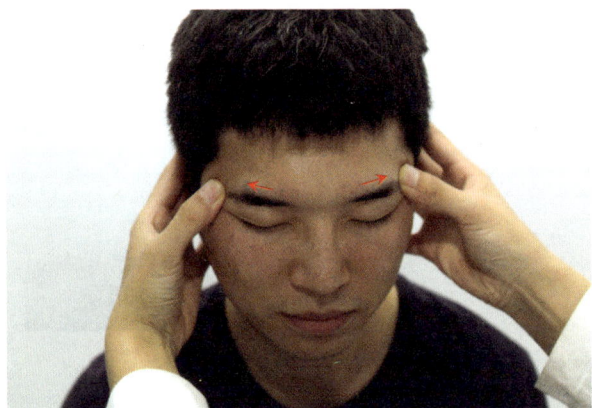

图 198　推眉弓

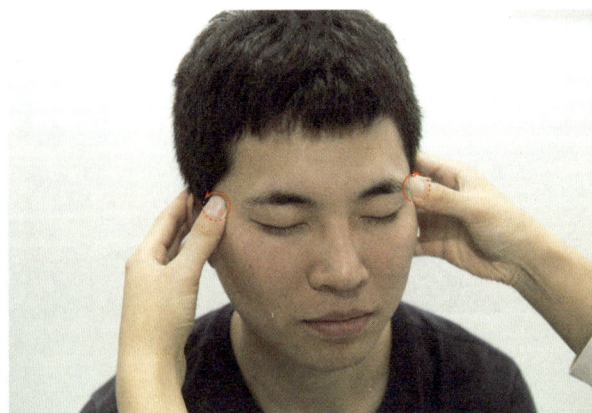

图 199　揉太阳

手法：揉法、推摩法、拿法、推法等。

风寒者，加颈项部合擦法、刮法、挠法；风热者，加拍法；全身酸痛者，加拿四肢。

配穴：风池、风府、风门、肩井、曲池、合谷等穴。若头痛，加百会穴；流涕者，加鼻通、迎香穴。

【操作】受术者取坐位或仰卧位。①术者以推摩法于其颈、肩、背部分别施术 30 ~ 50 次；②拿、揉颈项部 30 ~ 50 次；③拇指推印堂、眉弓各 30 ~ 50 次；④揉双侧太阳穴各 30 ~ 50 次。风寒者，可加用合擦颈项部、刮或挠项后部；风热者，加用拍击背部膀胱经；全身酸痛者，加用拿四肢部。

以上治疗每日 1 次。

【病案举例】朱某，男，42 岁。2010 年 7 月 12 日初诊。

主诉：恶寒，鼻流清涕，伴头身痛 2 天。

病史：患者于 2 天前夜卧受凉引起恶寒、头身痛、鼻塞流清涕，伴颈背部板紧不适。曾服感冒灵胶囊等治疗，效果不佳，症状如故，前来就诊。

查体：壮年男性，语声重浊，体温 37.2 ℃，无汗，背及四肢肌肉轻度压痛；苔薄白，脉象浮紧。

诊断：感冒（风寒型）。

治疗：按拟定方法治疗 1 次（20 分钟）后，全身微汗出，恶寒、鼻塞、四肢酸痛等症状顿感缓解。次日巩固治疗 1 次，诸症消失，一切如常。

● **头痛**

头痛是临床上常见的一种症状，可见于现代医学各科疾病中。推拿除了对颅内占位性疾病、脑挫裂伤、外伤性颅内血肿及颅内疾病中的脑脓肿、脑血管疾病急性期等不宜治疗外，对其他疾病引起的头痛，一般均能缓解症状，尤其对偏头痛、肌肉收缩性头痛及高血压性头痛疗效更为显著。

【病因病机】祖国医学常将头痛分为外感头痛与内伤头痛两大类别。外感头痛主要因风寒、风热、暑湿之邪侵袭头部经络，气血不畅而致。内伤头痛者，或因肾虚、血虚、阴虚阳亢（肝阳上亢），使脑髓失于濡养而致；或因痰浊阻遏清阳，清阳不升、浊阴不降而发病；或因外伤血瘀，阻塞脑络，气血不通而为病。

【临床表现】风寒头痛：受风寒后引起头痛，痛连项背，伴恶寒，喜裹头，无汗；苔薄白，脉象浮紧。

风热头痛：头胀痛如裂，发热恶寒，口渴，咽喉肿痛，尿黄；舌尖红、苔薄黄，脉象浮数。

暑湿头痛：头痛如裹，胸闷纳呆，肢体倦怠，身热汗出，心烦口渴；苔白腻，脉濡缓。

肾虚头痛：头脑空痛，耳鸣目眩，腰膝酸软，遗精带下；舌质淡、苔薄白，脉沉细无力。

血虚头痛：头痛头晕，面色萎黄不华，神疲乏力，心悸气短；舌淡、苔薄黄，脉象细弱。

肝阳头痛：头胀痛，眩晕，心烦易怒，睡眠不安，胁肋胀痛；舌红、苔薄黄，脉弦细。

痰浊头痛：头痛，胸膈支满，口吐痰沫；舌苔白腻，脉象滑。

瘀血头痛：头痛如刺，痛处固定，甚如锥刺刀割；舌质紫黯或有瘀斑，脉涩。

【推拿处方】手法：分额法、抹法、捏眉法、指揉法、五指拿法、扫散法、拿法、揉法等。

配穴：印堂、太阳、鱼腰、头维、百会、风府、风池、曲池、合谷、列缺、足三里等穴。

【操作】受术者取坐位或仰卧位。①操作者分抹、分推前额及眉弓各30～50次；②自内而外捏眉各30～50次；③按揉以上所取穴位，以"得气"为宜；④扫散头部两侧胆经3～5遍。受术者取俯卧位。①操作者自前向后拿五经3～5遍；②揉项后及上背部约5分钟；③拿

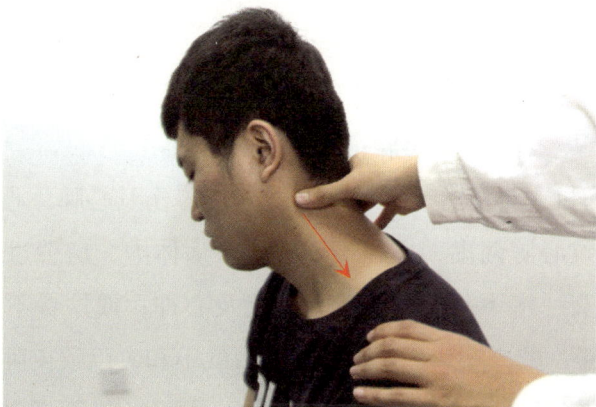

图 200　推桥弓法

肩井 3 ~ 5 次。

若风寒头痛，加揉肺腧、风门、肩井穴；风热头痛，加按大椎穴；暑湿头痛，加拿肩井、合谷穴；肾虚头痛，加揉肾腧、命门穴；血虚头痛，加按揉中脘、气海、关元穴；肝阳头痛，加推桥弓（图 200），自上而下每侧各推 20 次，按太冲穴；痰浊头痛，加揉脾腧、胃腧、大肠腧；瘀血头痛，加擦前额、揉太阳穴（双）。

以上治疗每日 1 次。

【病案举例】刘某，女，56 岁。2012 年 3 月 17 日初诊。

主诉：头胀痛、眩晕 1 周。

病史：患者于 1 周前不明原因出现头痛，以前额及左侧头部痛甚，伴头晕、头胀、项背部酸痛、失眠、多梦。曾在家口服去痛片、西比灵等治疗，效果不佳，遂前来就诊。

查体：老年女性，烦躁貌，善太息，双侧太阳穴压痛，左天宗穴压痛。脑血流图报告：左侧椎—基底动脉搏动性供血减少。颈椎 X 线片（正侧位）示：颈 5、6、7 前缘轻度骨质增生。舌红、苔薄黄，脉象弦。

诊断：头痛（肝阳上亢型）。

治疗：按拟定方法推拿 1 次（15 分钟）后，头痛立刻缓解。继续守法连续治疗 3 次，头痛、头晕等症状消失，睡眠正常。1 个月后随访，病愈，未复发。

● 失眠

失眠是指经常不能获得正常的睡眠而言。轻者入睡困难，或眠而不酣，时寐时醒，醒后不能再寐；重者整夜不眠。

【病因病机】本病多由于长期思虑过度，伤及心脾，心血耗伤，不能养心，以致心脾两虚，心神不安；或久病体虚，房劳过度，肾阴耗损，心肾不交，水不制火，阴亏火旺扰及心神；或饮食不节，损伤肠胃，宿食停滞，酿成痰热，痰热上扰，胃气不和，以致夜卧不安；或恼怒伤肝，肝失条达，肝郁化火，火性上炎，扰动心神而成失眠。

【临床表现】心脾两虚：失眠、多梦易醒，心悸健忘，神疲乏力，饮食无味，面色少华；舌质淡、苔薄白，脉象细弱。

阴亏火旺：心烦失眠，头晕耳鸣，五心烦热，口干少津，心悸健忘，腰酸梦遗；舌红、少苔，脉象细数。

痰热内扰：失眠，胸闷头重，心烦口苦，目眩；苔腻而黄，脉滑数。

肝郁化火：失眠，性情急躁易怒，不思饮食，口渴喜饮，口苦目赤，小便黄赤，大便秘结；舌红、苔黄，脉弦数。

【推拿处方】手法：抹法、按法、揉法、摩法、分额法、捏眉法、扫散法、拿法、捏脊法等。

配穴：印堂、百会、睛明、攒竹、四神聪、太阳、风池、肩井、中脘、气海、关元、心俞、脾俞、肾俞等穴。

【操作】（1）受术者取仰卧位，术者坐于其头侧。①分抹前额30～50次；②以捏眉法施术于两侧各30～50次；③按揉百会、印堂、睛明、攒竹、四神聪、太阳、风池、肩井等穴位，以"得气"为宜；④扫散头部两侧胆经各3～5遍；⑤自前向后拿五经3～5遍；⑥摩揉腹部3～5分钟，点按中脘、气海、关元等穴位，以"得气"为宜。（2）受术者取俯卧位。①按揉心俞、脾俞、肾俞等穴位，以"得气"为宜；②捏脊3～5遍。

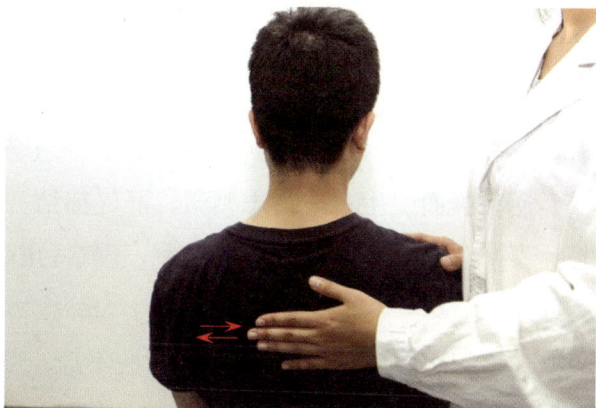

图 201　横擦左侧背部

若心脾两虚，加横擦左侧背部（图 201），揉心俞、脾俞、胃俞、足三里等穴；阴虚火旺者，加揉肾俞、命门、涌泉等穴各半分钟，推桥弓（双）各20次；痰热内扰者，揉丰隆、脾俞、胃俞等穴。

以上治疗每日或隔日 1 次。

【病案举例】杨某，女，45 岁，干部。2010 年 8 月 27 日初诊。

主诉：失眠 1 年余，加重 3 个月。

病史：患者于 1 年前因忧思过度而失眠，多梦易醒，醒后难以入睡，伴有食欲不振、全身疲乏无力、心悸健忘。曾至某医院就诊，按"神经衰弱"给予口服刺五加片、安定等治疗，效果不佳。近 3 个月来失眠加重，夜眠 3～4 小时，逐渐彻夜不眠，前来就诊。

查体：中年女性，面色萎黄不华，肌肉消瘦，腹胀。肠胃钡餐透视报告为慢性胃炎。舌质淡红、苔薄白，脉细弱。

诊断：失眠（心脾两虚型）。

治疗：按拟定方法治疗 1 次约 30 分钟后，当晚能入睡 5～6 小时。治疗 3 次后已能睡眠 7 小时，饮食倍增，浑身有力，已不做梦。为巩固疗效，连续治疗 12 次后，睡眠正常，余症基本消失。1 个月后随访，病愈，未复发。

● 呃逆

呃逆是指气逆上冲，喉间呃呃连声，声短而频，不能自制的一种症状。中医文献称之为"哕"。

【病因病机】本病多由于饮食生冷或寒凉药物，寒气蕴蓄于胃，胃气失于和降，上逆动膈而发生；或情志刺激，肝气郁结，横逆犯胃动膈，气逆而上所致；亦可见于重病、久病之后，正气亏虚，中气不足，胃失和降而发病。

【临床表现】胃寒呃逆：呃声沉缓有力，胃脘不舒，得热则减，逢寒则甚，口不渴，饮食减少；舌苔薄白，脉迟缓。

肝气呃逆：呃呃连声，不能自制，遇恼怒则甚，伴烦躁易怒、胸胁胀闷；苔薄白，脉弦。

正虚呃逆：呃声低沉无力，气不得续，面色苍白，手足不温，倦怠食少；舌质淡、苔薄白，脉沉细无力。

甚者呃逆长达数小时或数天，以致影响说话、吃饭及睡眠。

【推拿处方】手法：摩法、按法、揉法、擦法等。

配穴：膈俞、膻中、中脘、内关、太冲等穴。

【操作】（1）受术者取仰卧位。①摩腹3~5分钟；②按揉以上所取穴位，以"得气"为宜。（2）受术者取俯卧位，以擦、揉法于背部施术，以膈俞、脾俞、胃俞为重点。

若胃寒呃逆，加横擦左侧背部，以"透热"为度，按脾俞、胃俞；肝气呃逆者，加揉章门、期门穴；正虚呃逆者，加揉足三里穴、捏脊。

【病案举例】范某，女，43岁，职员。2011年3月22日初诊。

主诉：呃逆不止2天。

病史：患者于2天前因情志刺激，发生呃逆，喉中呃呃连声，声短而频，不能自制，生气后加重，伴见烦躁不安、嗳气。曾服中成药治疗，效果不佳。后呃逆逐渐加重，影响说话和睡眠，前来就诊。

查体：呃声洪亮，烦躁不安；舌苔薄黄，脉象弦。

诊断：呃逆（肝气犯胃型）。

治疗：按拟定方法治疗 1 次（约 5 分钟）毕，呃逆停止，余症消失，恢复正常工作。随访 1 周，病愈，未复发。

● 胃脘痛

胃脘痛是一种以上腹部经常发生疼痛为主症的消化道病症，古代文献中称之为"心痛""心下痛"等。本病多见于现代医学的胃炎、胃溃疡、胃痉挛等。

【病因病机】本病多由于外寒犯胃或过食生冷，寒积于中；或过食肥甘，湿热内生；或情志刺激，肝气郁结，肝气犯胃；或劳倦过度，饥饱失常，损伤脾胃，中气虚寒；或胃阴不足，脉络失于濡养，以致腑气不通，不通则痛而为病。

【临床表现】胃寒：胃脘疼痛暴作，喜暖喜热饮，口不渴；苔薄白，脉弦紧。

食滞：胃脘胀痛，嗳腐吞酸，呕吐不消化食物，吐后痛减；苔腻，脉滑。

肝气犯胃：胃脘撑胀作痛、连及两胁，嗳气，烦躁；脉弦。

脾胃虚寒：胃脘隐隐作痛，喜暖喜按，手足不温，大便溏薄。

【推拿处方】手法：一指禅推法、揉法、按法、摩法、拿法、振法、擦法等。

配穴：中脘、气海、天枢、足三里、肝俞、脾俞、胃俞、三焦俞、肩井、手三里、内关、合谷等穴。

【操作】（1）受术者取仰卧位，屈髋屈膝，术者位于其右侧。①以一指禅推法自剑突下沿前正中线自上而下推至中脘穴，再垂直向左推至肋弓，而后沿左肋弓推回至剑突下，呈"△"形，操作 3~5 分钟；②摩腹 3~5 分钟；③按揉中脘、天枢、气海、足三里等穴，以"得气"为宜；④掌振胃脘部 3~5 分钟。（2）受术者取俯卧位。①以擦法、揉法于背、腰部施术 3~5 分钟；②按揉肝俞、脾俞、胃俞等穴，以"得气"为宜；③拿揉双肩部及双上肢部，各 5~10 次。

加减：若寒邪犯胃，加擦左侧背部（腰 7~12），以"透热"为度；食滞胃痛者，加顺时针摩腹；肝气犯胃者，加搓摩胁肋（图 202），揉章

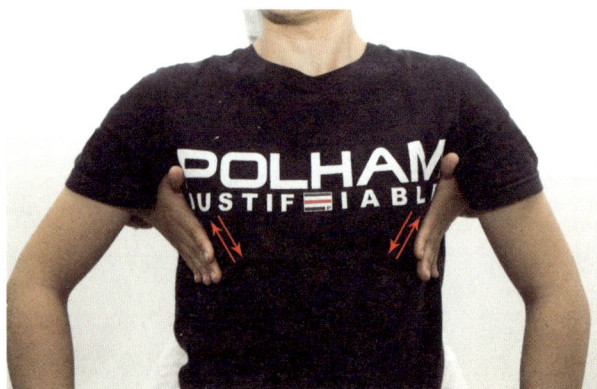

图 202　搓摩胁肋

门、期门穴。

以上治疗每日或隔日 1 次。

【病案举例】沈某，女，42 岁，职员。2007 年 5 月 12 日初诊。

主诉：发作性上腹部疼痛 2 年余，加重 15 天。

病史：患者于 2 年前因情志刺激，忧思过度，饮食不节，发生胃脘胀痛，牵及两胁，食后痛甚，嗳气，恶心。曾服中药治疗，无明显效果。半月前又因情志刺激诱发胃痛，伴两胁撑胀，善太息，食欲不振，大便干，来诊。

查体：上腹正中偏右压痛，轻度腹胀，脾腧、胃腧穴压痛。胃肠钡餐透视报告为十二指肠球部溃疡。舌质红、苔薄白，脉象弦。

诊断：胃脘痛（肝气犯胃型）。

治疗：先按剑突下痛点 2 分钟，胃脘疼痛顿感减轻；后按肝气犯胃以上述方法推拿 6 次，疼痛基本消失。为巩固疗效，继续守法隔日推拿 2 周，诸症悉除。随访 2 年未复发。

● 胃下垂

胃下垂是一种慢性疾病。一般以胃小弯弧线最低点下降至髂嵴连线以下或十二指肠球部向左偏移时，称胃下垂。

【病因病机】本病多由于经常暴饮暴食或饭后剧烈运动，脾胃损伤而致；或七情所伤，肝气郁结，横逆犯胃，日久脾胃受损，进而生化之源不足，导致元气亏损，中气下陷，升举无力，形成本病；也可因各种原因耗伤元气，如病后或产后气血亏损、元气未复、脾胃虚弱所致。

【临床表现】胃下垂患者多为瘦长体形，胃部呈凹形，下腹部突出；有慢性腹痛史，食后即有胀感，自觉胃有下垂感或肠鸣作声；偶见便秘、腹泻或腹泻和便秘交替，便形失常，扁而短，可伴有眩晕、乏力、心悸、失眠以及直立性低血压等症状。检查：上腹部可触及强烈的主动脉搏动。胃肠钡餐透视显示：站立时胃位置下降，紧张力减退，小弯弧线最低点在髂嵴连线以下；十二指肠球部不随胃一起下垂，胃呈马蹄形，球部因受牵拉，其上角尖锐；十二指肠第三段可因肠系膜动脉压迫而呈十二指肠壅滞。

【推拿处方】手法：摩法、揉法、按法、振法、擦法、插法等。

配穴：中脘、气海、足三里、脾腧、胃腧、肝腧等穴。

【操作】（1）受术者取仰卧位，屈髋屈膝。①术者沿逆时针方向摩腹3~5分钟；②按揉中脘、气海、足三里等穴，以"得气"为宜；③掌振胃脘部3~5分钟。（2）受术者取俯卧位。①擦、揉背部3~5分钟；②按揉脾腧、胃腧、肝腧等穴，以"得气"为宜；③在肩胛下角以插法斜向上方施术3~5次。

若气血不足，加横擦左侧背部，直擦背部督脉，均以"透热"为度；加捏脊法；加揉足三里穴。肝气郁结者，加揉章门、期门、太冲穴。

以上治疗每日或隔日1次。

● 痹证

痹证是指人体肌表经络遭受风寒湿邪侵袭后，使气血运行不畅，引起筋骨、肌肉、关节等处的疼痛、酸楚、重着、麻木和关节肿大、屈伸不利等症。

【病因病机】素体虚弱，腠理疏松，营卫不固，风寒湿邪乘虚侵入人体肌肉、关节、筋脉；或素体阳气偏盛，内有蕴热；或阴虚阳亢之体，当感受外邪时，则发病较急，寒邪入里化热，流注经络关节而发生本病。

【临床表现】风寒湿痹：病变在关节，则肢体关节疼痛或酸痛，关节屈伸不便，遇寒或天气变化时酸痛加重；苔薄白，脉弦紧或濡缓。病变在肌肉，则肢体疼痛，肌肤麻木不仁，毛孔增粗；苔白腻，脉濡缓。若偏风邪，则疼痛游走不定；偏寒邪者，其痛重着不移，四肢麻木不仁。

热痹：关节疼痛，局部灼热红肿，得冷则舒，关节不能屈伸，可呈游走性疼痛，同时可涉及一个或多个关节，伴有发热、汗出恶风、口渴等全身症状；舌红、苔黄腻或黄燥，脉象滑数。

【推拿处方】手法：𢲘法、揉法、拿法、按法、摩法、捻法、摇法、搓法、抖法等。

配穴：肩井、曲池、合谷、肺腧、肾腧、大肠腧、环跳、阳陵泉、阴陵泉、昆仑、百会、风池、风府等穴。

【操作】受术者选取适当的体位。①术者以摩法于患处往返施术；②以𢲘、揉法于患处及其周围放松施术；③以拿法于上下肢肌束施术；④按揉或点按以上所选穴位，以"得气"为宜；⑤配合受术关节的摇法施术；⑥必要时捻手指、脚趾间关节；⑦搓抖上下肢。

以上治疗每日或隔日 1 次。

【病案举例】刘某，男，43 岁。1987 年 12 月 29 日初诊。

主诉：右肩背部疼痛 1 年余，加重 3 个月。

病史：患者于 1 年前因受凉后引起右肩背部沉重酸痛，怕冷，遇寒痛甚，得热痛减。曾到某医院就诊，按"风湿症状"给予口服布洛芬、消炎痛、木瓜丸等治疗，症状时好时坏。3 个月前因劳累复感寒邪，肩背痛加重，有时颈、肩、背、肘部游走性疼痛，伴关节屈伸活动不利，前来就诊。

查体：壮年男性，颈、肩、肘关节活动尚可，右天宗穴压痛。实验室检查：血沉正常，抗链球菌溶血素"O"500 单位。颈椎正侧位 X 线片无异常。舌苔薄白，脉弦。

诊断：痹证（风寒湿痹）。

治疗：按拟定方法治疗 1 次（约 20 分钟）毕，右侧肩、背、肘部疼痛顿感缓解，全身轻松舒适。治疗 3 次后疼痛等症状、体征基本消失，颈、肩、肘关节活动自如。为巩固疗效，继续守法治疗3次，症状、体征全部消失，恢复正常工作。半年后随访，病愈，未复发。

● 高血压病

高血压病是一种常见的慢性疾病，以动脉血压持续增高为主要临床表现。一般认为在安静休息时，血压经常超过18.7/12千帕（140/90毫米汞柱）时，称为高血压。

【病因病机】本病多由于精神因素，如长期精神紧张，或忧思恼怒，肝气郁结，肝郁化火，耗损肝阴，阴不敛阳，肝阳上亢，而致血压升高；或劳伤过度，老年肾精亏损，肾阴不足，肝失所养，肝阳偏亢，而致血压升高；或饮食不节，过食肥甘，饮酒过度，以致湿浊内生，久而化热，灼津成痰，痰浊阻塞脉络，上扰清阳，发生本病。

【临床表现】本病根据病程进展快慢可分为缓进型与急进型两类，临床上以前者为多。

缓进型：早期主要有头痛、头昏、失眠、记忆力减退、注意力不集中、烦闷、乏力、心悸等。后期可有心、脑、肾的病变。

急进型：可有数年缓进期后突然迅速发展，或一开始即发展迅速。多见于40岁以下的青年和中年人。血压显著升高，舒张压持续在17.3千帕（130毫米汞柱）以上，症状明显。数月或1~2年内出现肾、心病变。本型极易出现高血压脑病、心力衰竭、肾功能急剧减退等。

【推拿处方】手法：推法、抹法、按揉法、扫散法、拿法、揉拿法、擦法等。

配穴：印堂、太阳、百会、风池、风府、头维、公孙、攒竹、大椎、关元、气海、中脘、肾腧、命门、涌泉等穴。

【操作】（1）受术者取仰卧位，术者坐于其头侧。①推桥弓（图203），先推左侧后推右侧，各20~30次；②抹前额20~30次；③按揉上述头面部穴位，以"得气"为宜；④扫散头部两侧胆经，各3~5次；⑤自前向后拿五经3~5次；⑥以揉拿法于上肢部施术（图204）5~10次。（2）受术者取俯卧位。①自上而下掌推背部（图205）3~5次；

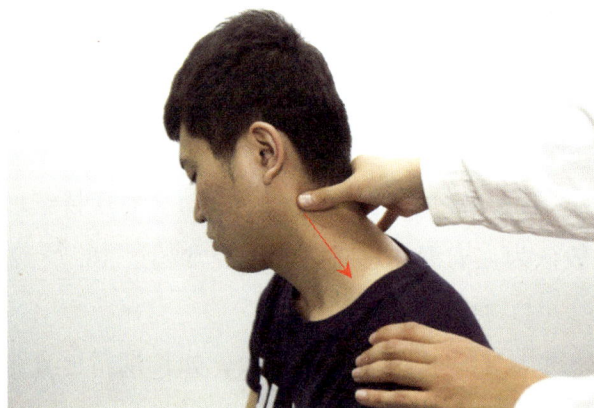

图 203　推桥弓法

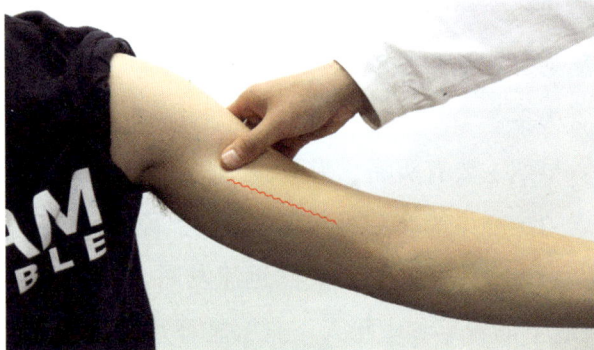

图 204　上肢揉拿法

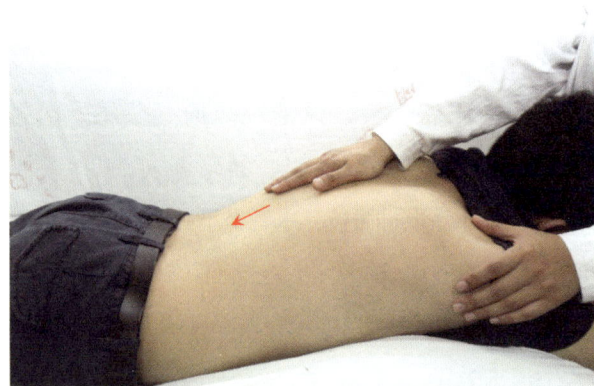

图 205　背部掌推法

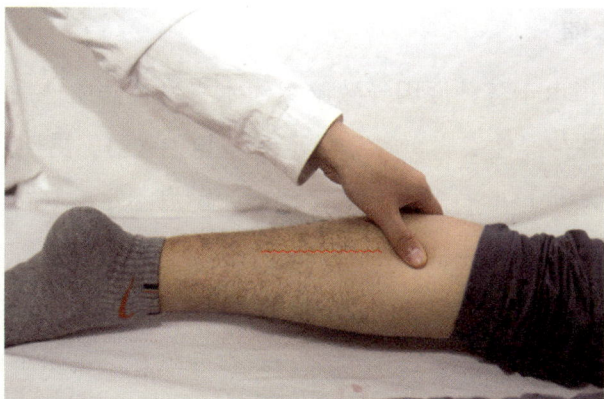
图 206　下肢后侧揉拿法

②按揉上述背腰部穴位，以"得气"为宜；③以揉拿法于下肢后侧部施术（图206）5～10次；④掌擦腰骶部及脚底涌泉穴，均以"透热"为度。

以上治疗每日或隔日 1 次。

【病案举例】曲某，女，53 岁。1982 年 5 月 19 日初诊。

主诉：眩晕、头胀痛 3 年余。

病史：患者于 3 年前开始头晕、偏头痛，伴头胀、头昏、失眠、多梦、记忆力减退。曾至某医院就诊，按"神经衰弱"给予口服中药等治疗，效果不佳，症状如故。近来眩晕加重，头顶及双目发胀，每晚睡眠 4～5 小时，伴有口苦、便秘、尿赤，前来就诊。

查体：老年女性，肥胖体态，测血压 21.9/13.3 千帕（165/100毫米汞柱）；舌红、苔薄黄，脉弦。心电图报告左心室肥大。

诊断：高血压病（眩晕之肝阳上亢型）。

治疗：按拟定方法推拿 1 次约 30 分钟后，患者眩晕、头痛立刻缓解，余症亦减轻。2 小时后测血压为 19.9/12 千帕（150/90 毫米汞柱），夜能睡眠 6 小时。治疗 4 次后，头晕、头痛等症状基本消失，睡眠佳，二便调。为巩固疗效，继续隔日推拿 2 周后，症状完全消失，血压降至 18.6/11.9 千帕（140/89 毫米汞柱）。半年后随访，病情稳定，未复发。

● 脑萎缩

本病是指由于各种原因导致脑组织本身发生器质性病变而产生萎缩的一类精神神经性疾病。多发生于50岁以上人群，男性多于女性。

【病因病机】本病多由于老年肾虚，髓海不足，脑窍失于濡养而致。现代医学认为，本病的病理变化为脑组织弥漫性萎缩，脑回变狭窄，脑沟深而宽等。

【临床表现】本病常逐渐起病，表现为眩晕、走路不稳、动作笨拙、记忆力下降、工作能力下降等。随着病情的进展，记忆日渐衰退，甚者丧失思考与理解能力，患者发音含糊、口齿不清，表情淡漠。后期患者卧床不起，出现痴呆。查体：步态不稳，肌张力升高，闭目难立征、指鼻试验、快速轮替征、跟膝胫试验常为阳性。颅脑 CT 显示有脑萎缩征象。

【推拿处方】手法：按法、揉法、分额法、抹法、捏眉法、拿法、扫散法、益脑法、指揉法、合擦法等。

配穴：攒竹、太阳、睛明、四白、印堂、上星、百会、列缺、足三里、肾腧、命门等穴。

【操作】受术者取仰卧位，术者坐于其头侧。①揉、拿颈项部 3 ~ 5 分钟；②分抹两眉弓及前额部，各 30 ~ 50 次；③按揉以上所选穴位，以"得气"为宜；④扫散头部两侧胆经 3 ~ 5 次；⑤自前而后拿五经 3 ~ 5 遍；⑥以益脑法施术 2 ~ 3 遍；⑦合擦项后部，以"透热"为度。

以上治疗每日或隔日 1 次。

【病案举例】王某，男，59岁，干部。1991年8月20日初诊。

主诉：头晕、记忆力减退、反应迟钝 3 月余。

病史：患者于1991年5月开始头晕，反应迟钝，记忆力减退。于同年 6 月 7 日到某医院就诊，诊为"痴呆原因待查"，给予口服维生素 E、脑复新等药物治疗 1 月余，效果不佳，且逐渐加重。又于同年 7 月 2 日去该院复诊，做颅脑 CT 检查显示：双侧额叶部脑沟增宽，诊为双侧额叶部脑萎缩。继续服用上述药物配合谷氨酸治疗，仍无效果，前来就诊。

查体：老年男性，表情淡漠，反应迟钝，步态僵硬不稳，需陪人扶持行走，生活不能自理。测血压 16/10 千帕（120/75 毫米汞柱），心、肺正常，饮食尚可，二便调。舌质淡红、苔薄白，脉沉细无力。闭目难立征及指鼻试验阳性。

诊断：脑萎缩。

治疗：按拟定方法治疗 1 次（约 20 分钟）后，患者头脑清爽，头晕症状明显缓解。继续每日治疗 1 次，当治疗 2 周后，患者步态变稳，能持杖缓慢行走，记忆力好转。经治疗 1 个月后，能弃杖独自行走，反应较灵活，生活能自理。为巩固疗效，继续守法隔日治疗 1 个月，症状基本消失，恢复日常工作。半年后随访，病情稳定。

● 半身不遂

半身不遂是指以一侧肢体瘫痪、口眼歪斜、舌强语蹇等症状为主要表现的一种疾患。大多为中风（脑血管意外）引起的后遗症，也可由其他脑部疾病或外伤引起。

【病因病机】本病多由于火盛、气虚、痰湿内盛，以致肝阳上亢、肝风内动所致。肝阳易升，波及清窍，神明不能自主，故病人意识模糊，神志不清；肝主筋，肝风内动，则皮肉筋脉受害，因而颜面歪斜、手足搐搦抽动、偏废不用。

【临床表现】本症以单侧上下肢瘫痪无力、口眼歪斜、舌强语蹇等为主症。初期患者肢体软弱无力、知觉迟钝或稍有强硬，活动功能受限，以后逐渐趋于强直挛急，患侧肢体姿势常发生改变或畸形。检查：患侧肌张力增高，肌力下降，浅感觉减退，肌肉萎缩。

霍夫曼征（Hoffmann 征）：检查者左手扶病人的腕关节，使其腕部背屈而各手指轻轻弯曲。以右手食指和中指夹住病人的中指，用拇指的指甲急速向下弹刮病人中指的指甲（图 207），若病人拇指屈曲内收，其余三指末节有屈曲动作，则为阳性。

踝阵挛：病人仰卧，髋、膝关节屈曲。检查者一手托住病人的腘窝

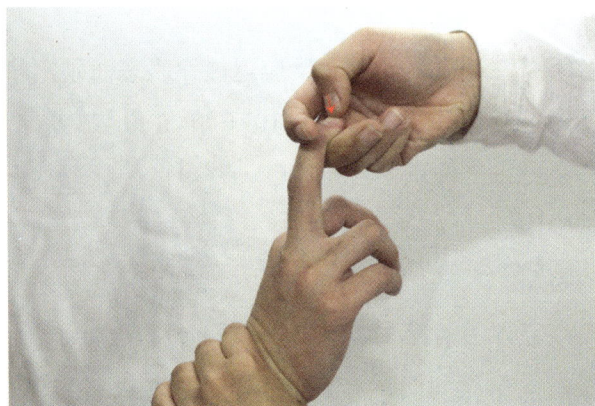

图 207　霍夫曼征检查法

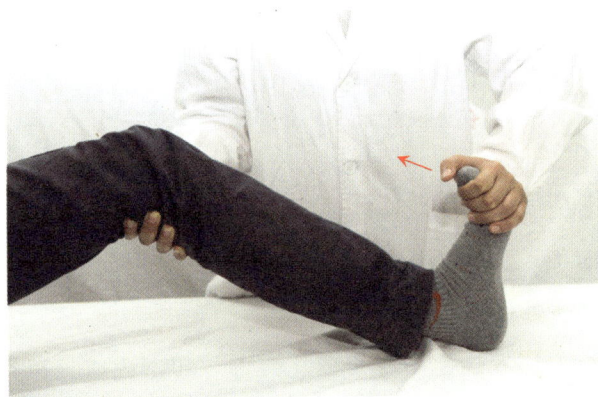

图 208　踝阵挛试验

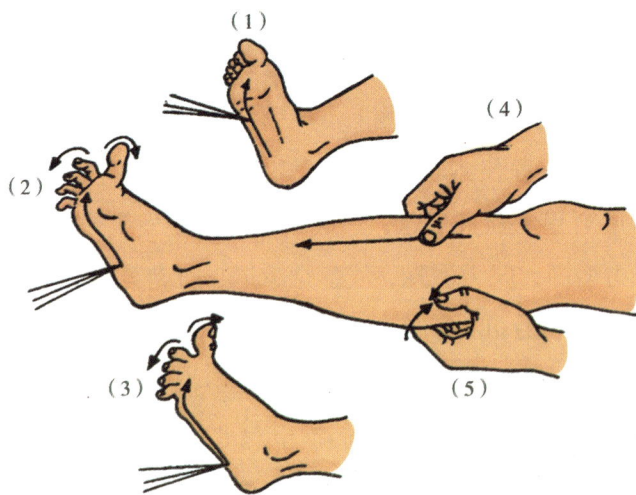

（1）

（4）

（2）

（3）

（5）

图 209　几种病理性跖反射检查法

部，另一手握住病人的脚前部，急速用力使其踝关节背屈（图208），若踝关节呈现节律性伸屈动作，为阳性。

巴彬司基征（Babinski征）：用叩诊锤柄的尖端或竹签，在病人的足跟沿足底的外侧，由后向前划至小趾根部再转向内侧。正常反应是足趾向足底面屈曲，见图209（1）。若踇趾向足背屈曲，其他各趾呈扇状散开（成人多单独表现为踇趾背屈），即为阳性反应，见图209（2）。该试验阳性是锥体束受损害的重要体征之一。

当巴彬司基征不能引出时，改用下述方法之一可能引出阳性反应。

查多克征（Chaddock征）：即划足外缘试验。用竹签或钝针划足背外侧而引出，见图209（3）。

奥本海姆征（Oppenheim征）：即擦胫前试验。以拇指的掌面用力沿着小腿胫骨前侧，由上而下擦过而引出，见图209（4）。

冈达征（Gorden征）：即捏腓肠肌试验。用手捏病人的腓肠肌而引出，见图209（5）。

【推拿处方】 （1）背腰及下肢部：滚法、拿法、按法、揉法、搓法、掌根击法、中指点法、擦法等。

配穴：天宗、肝腧、胆腧、肾腧、环跳、阳陵泉、委中、风市、伏兔、承山、膝眼、解溪、足三里等穴。

（2）上肢部：滚法、按法、揉法、舒筋法、拿法、捻法、搓法、摇法、理指法等。

配穴：尺泽、曲池、手三里、合谷等穴。

（3）头面及颈项部：按法、抹法、扫散法、五指拿法、揉法等。

配穴：印堂、睛明、太阳、风池、风府、肩井等穴。

【操作】 （1）头面及颈项部操作：受术者取仰卧位。①操作者分抹其前额30~50次；②按揉头面部穴位，以"得气"为宜；③扫散头部胆经各3~5次；④拿五经3~5次；⑤拿揉颈项部3~5分钟。

（2）上肢部操作：受术者取仰卧位。①操作者拿揉患上肢3~5分钟；②按揉上肢部穴位，以"得气"为宜；③屈伸、摇动肩、肘、腕及掌指、指间关节；④以搓掌法、理指法分别施术。

（3）背腰及下肢部操作：

受术者取俯卧位。①操作者㨰、揉其背腰部10分钟；②点按背腰部腧穴，以"得气"为宜。

受术者取侧卧位。①操作者㨰、拿患下肢外侧3~5分钟；②点按下肢部穴位，以"得气"为宜。

受术者取仰卧位。①操作者用㨰法、拿法于患下肢前侧部施术3~5分钟；②屈伸、摇动髋、膝及踝关节。

以上治疗每日或隔日1次。

【病案举例】唐某，男，66岁，退休工人。2012年5月12日初诊。

主诉：左侧上下肢瘫痪无力，伴语言謇涩3个月。

病史：患者于3个月前站起时突感左侧半身瘫痪无力，伴有语言謇涩。随即到某医院就诊，按"脑血栓形成"给予10%的葡萄糖、胞二磷胆碱静脉滴注10天后，症状减轻，家人扶持来诊。

查体：老年男性，神志清晰，蹒跚步态，查体合作。左侧上下肢肌力Ⅲ级，肌张力增高；左手食、中指掌指关节屈曲，不能伸直。霍夫曼征、巴彬司基征、冈达征、查多克征均为阳性。舌淡紫、苔薄白，脉沉弦。左侧上下肢浅感觉减退。

诊断：半身不遂（气虚血瘀，瘀血阻络型）。

治疗：按拟定方法治疗2次后，左侧上下肢轻松舒适，关节活动稍好转。治疗2周后，能持杖独自行走，肌力变为Ⅳ级，感觉良好。为巩固疗效，继续隔日治疗1次，并嘱其加强功能锻炼，2个月后，左侧上下肢肌力基本恢复正常，能弃杖行走，肌张力略高，各病理征弱阳性。2年后随访，病情稳定，生活基本能自理。

第三节　妇科病症

● 痛经

痛经，又称"经行腹痛"，是指妇女在行经前后或正值行经期间，小腹及腰部疼痛，甚至剧痛难忍，常可伴有面色苍白、头面冷汗淋漓、手足厥冷、泛恶呕吐等症，并随着月经周期发作。

【病因病机】本病多由于气滞血瘀或寒湿凝滞、气血虚损，以致气机运行不畅，血行受阻，冲、任经脉不利，经血滞于胞宫，不通则痛而致。现代医学认为女性生殖器官局部病变、子宫发育不良、子宫颈狭窄、子宫息肉、盆腔炎症以及精神紧张、身体虚弱、感受风寒等均可导致本病。

【临床表现】行经前、经期或行经后期出现下腹疼痛，并牵及腰部酸痛，两乳胀痛，行经不畅；重者疼痛剧烈，并伴有恶心、呕吐、头晕、手足发凉。当月经过后疼痛自然消失。气滞血瘀者，伴见经血黯紫或有瘀块，块下痛减；脉沉涩。寒湿凝滞者，小腹冷痛，色黯有块，畏寒，得热则舒；苔白腻，脉沉紧。气血虚弱者，可见小腹绵绵作痛，按之痛减，经色淡、质清稀，倦怠乏力；舌淡、苔薄白，脉细弱。

【推拿处方】手法：摩法、揉法、一指禅推法、振法、㨰法、按法、擦法等。

配穴：气海、关元、背部膀胱经、肾俞、八髎等穴。

【操作】小腹部：以摩法于小腹部做顺时针操作 3~5 分钟，以揉法或一指禅推法于气海、关元穴治疗 1~2 分钟，以振法于小腹部施术 3~5 分钟。

腰背部：以㨰法于腰椎两侧膀胱经与骶部治疗 3~5 分钟；按揉肾俞、八髎穴，以患者感觉酸胀为度；擦八髎穴，以"透热"为度；振腰骶部 3~5 分钟。

若气滞血瘀，加揉章门、期门穴，拿血海、三阴交穴，以患者感觉酸胀为度。寒湿凝滞者，直擦背部督脉，横擦腰部肾俞、命门穴一线，以"透热"为度；按揉血海、三阴交穴。气血虚弱者，加摩中脘穴；按脾俞、胃俞、足三里穴；横擦左侧背部，以"透热"为度。

一般于月经前5~7天施术，每日1次，经行时停止治疗。可连续治疗2~3个月经周期。

【病案举例】申某，女，24岁。2012年6月5日初诊。

主诉：经前小腹部胀痛1年余。

病史：患者于2011年5月在行经前2天出现小腹部胀痛，随之经血淋漓不畅，夹带紫黯瘀块，块下痛减，有时呈针刺样疼痛，伴恶心、颜面冷汗；情志不舒时痛甚，伴乳房胀满作痛。曾服益母草冲剂、中草药煎剂等治疗，效果不佳，前来就诊。

查体：痛苦病容，烦躁貌，小腹部压痛；舌质略紫、舌边有瘀斑，脉象弦涩。

诊断：痛经（气滞血瘀型）。

治疗：按气滞血瘀型痛经治疗1次约15分钟后，腹痛减轻。治疗2次后，经血畅通，腹痛基本消失。患者下次月经来潮时，仅感小腹部轻微疼痛，余无不适。为巩固疗效，于再次行经前继续治疗3次后停止治疗，月经来潮，无不适感。随访半年，月经正常，未复发。

● 闭经

女子年逾18岁，月经尚未来潮，或曾来潮而又中断达3个月以上者，称为闭经。

【病因病机】本病多由于郁怒伤肝，肝气郁结，气机不利，血滞不行，而致闭经；或外感寒邪，内伤生冷，血为寒凝，冲任受阻，而致闭经；或形体肥胖，多痰多湿，或脾失健运，湿聚生痰，痰湿滞于冲任，胞脉闭塞，而致月经不行；或先天肾气不足，天癸未充，多产房劳，损及肝肾，精亏血少，冲任失养，而致闭经。

【临床表现】气滞血瘀型：月经数月不行，精神郁滞，烦躁不安，小腹胀痛或拒按；舌黯紫或有瘀点，脉弦涩。

痰湿阻滞型：月经停闭，形体肥胖，胸胁满闷，呕恶痰多，神疲倦怠；苔腻，脉滑。

肝肾不足型：月经超龄未至，或初潮较迟，量少色淡，渐至闭经，头晕耳鸣，腰膝酸软，五心烦热，面色黯淡；舌淡、苔薄白，脉沉细弦。

气血虚弱型：月经由后期量少渐至停闭，伴面色萎黄、头晕目眩、心悸气短、懒言乏力、食少便溏；唇舌色淡，脉象细弱无力。

【推拿处方】 （1）小腹部：摩法、按法、揉法等。

配穴：关元、气海等穴。

（2）下肢部：按法、揉法等。

配穴：血海、三阴交、足三里等穴。

（3）腰背部：㨰法、按法、揉法等。

配穴：肝腧、脾腧、胃腧、肾腧等穴。

【操作】 （1）受术者取仰卧位，术者位于其一侧。①摩腹 3～5 分钟；②按揉腹部及下肢部穴位，以"得气"为宜。（2）受术者取俯卧位。①㨰、揉腰骶部 3～5 分钟；②按揉腰骶部穴位，以"得气"为宜。

若气滞血瘀，加横擦骶部，以小腹"透热"为度；按揉八髎穴，以局部温热为宜。痰湿阻滞者，加横擦左侧背部及腰骶部，以"透热"为度；按揉中脘、足三里穴，以酸胀为度。肝肾不足者，加横擦肾腧、命门穴一线。气血不足者，加直擦背部督脉、横擦左侧背部脾胃区（胸 7～12），以"透热"为度；捏脊。

每日或隔日治疗 1 次，12 次为 1 个疗程。

● 乳痈

乳痈又称"奶疮"，现代医学称之为急性乳腺炎。本病多发生在妇女哺乳期，其中以初产妇最为多见。

【病因病机】本病多由于乳头破裂、畸形或内陷，哺乳时剧痛，影响充分哺乳；或因乳汁多而婴儿不能吸空，以致乳汁瘀积，乳络不畅，日久败乳蓄积，则易酿脓。或因情志刺激，肝气不舒，产后饮食不节，阳明积热，肝胃不和，以致经络阻塞，气滞血瘀，邪热蕴积而成肿块，热盛肉腐而成脓。

【临床表现】患侧乳房红、肿、热、痛，可触及结块，排乳不畅，伴有畏寒、发热、头痛以及全身骨节酸痛、不思饮食等全身症状，患侧腋下淋巴结可有肿大。若不及时治疗，肿块增大，红热疼痛，发热不退，硬块中央渐软，按之有波动感，为脓熟阶段，经数日后即破溃而出稠脓。脓排尽后，体温恢复正常，肿痛渐消，逐渐愈合。

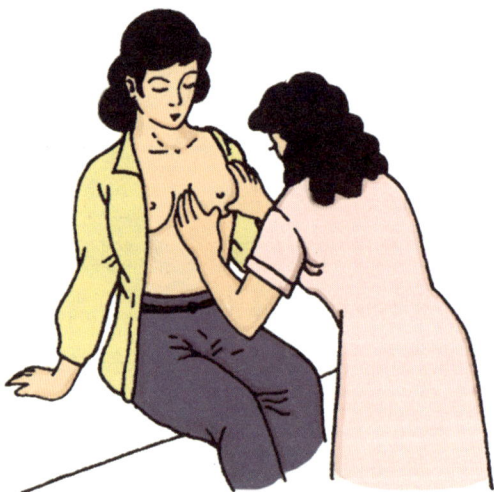

图 210　多指摩揉乳房周围

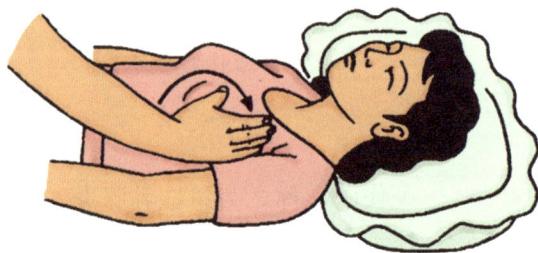

图 211　推摩法自乳根至乳头

【推拿处方】（1）胸腹部：摩揉法、推摩法、摩法等。

配穴：中脘、气海、天枢等穴。

（2）肩、颈及上肢部：按法、拿法、揉法等。

配穴：风池、肩井、少泽、合谷等穴。

（3）背部：滚法、按法、揉法等。

配穴：肝腧、脾腧、胃腧等穴。

【操作】受术者取坐位。①术者以多指摩揉其乳房周围（图210）3～5分钟；②以手指自乳根向乳头方向做多次推摩（图211）；③摩揉腹部；④滚、揉颈、肩、背部膀胱经3～5分钟；⑤拿肩、臂部3～5次；⑥按揉颈项及肩、背部穴位，以"得气"为宜。

推拿治疗一般在乳痈初期尚未成脓时为好，手法宜轻快柔和，先从周围着手，逐渐移向肿块中央，每日施术1次。

第四节　五官科病症

● 近视

近视是一种屈光不正性眼病，多发于青少年，临床上有假性近视与真性近视之分。推拿治疗前者效果较好。

【病因病机】本病多由于不适当地使用视力，如长时间近距离工作、在光线暗淡等条件下看书、读写姿势不正确等，使眼内睫状肌疲劳，调节功能降低而致。真性近视是眼轴变长，外界光线仅能射在视网膜前面，因此病人只能看近物，看远处物体模糊不清。另外，高度近视与遗传因素亦有一定的关系。

【临床表现】本病以视远物模糊不清、视近物时正常为特征。当看书时间长时，自觉头晕、脑涨，有的病人兼有失眠、健忘、腰酸等症，按压睛明、四白等穴有明显的酸胀或热感。做视力、眼底镜、验光等眼科相关检查可明确诊断。

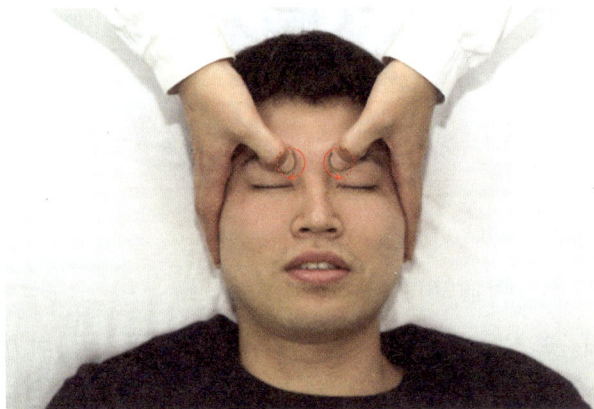

图 212　按揉眼眶法

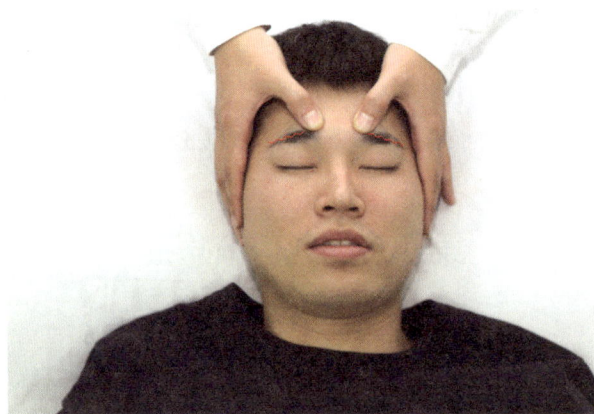

图 213　按揉眉弓法

【推拿处方】手法：分额法、捏眉法、抹法、按揉眼眶法（图212）、按揉眉弓法（图213）、拿颈法、振睛明法等。

配穴：睛明、印堂、太阳、鱼腰、四白、风池、肝腧、合谷等穴。

【操作】受术者取仰卧位，术者坐于其头侧。①分抹前额30~50次；②捏眉、按揉眼眶各20~30次；③按揉眉弓20~30次；④按揉头面部穴位，以"得气"为宜；⑤拿揉颈项部2~3分钟；⑥指振双侧睛明穴，各3~5分钟。

每日治疗1次。

【病案举例】刘某，男，18岁。1990年9月23日初诊。

主诉：视远物模糊不清3个月。

病史：患者于 3 个月前因高考看书时间过久后引起视远物模糊，视力减退，有视物疲劳感，伴头晕、脑涨、两目干涩。曾到某医院就诊，测视力左眼 4.8，右眼 4.7，给予口服杞菊地黄丸、针刺等治疗，效果不佳，来诊。

查体：精神佳，乏力貌，裸眼视力左眼 4.5，右眼 4.3，睛明、鱼腰、四白穴压痛；舌质淡红、苔薄白，脉沉细弦。

诊断：近视（假性近视眼）。

治疗：按拟定方法治疗 1 次（约 10 分钟）后，双目有神，轻松舒适，头晕、脑涨、两目干涩等症状明显减轻，视物清晰。连续治疗 6 次后，视远物较清，看书时头晕、脑涨等症状基本消失，测视力（裸视）左眼 5.1，右眼 5.0。为巩固疗效，继续隔日推拿 2 周后，视远物基本正常，测视力左眼达 5.2，右眼达 5.1。3 个月后随访，视物正常，感觉良好。

● 鼻炎

鼻炎临床上有急慢性之分。急性鼻炎，为鼻黏膜的急性炎症，俗称"伤风鼻塞"。慢性鼻炎，因其黏膜肿胀，分泌物增多，而使鼻窍不利，窒塞不通，故属"鼻窒"范畴。

【病因病机】本病多由于感受风寒或风热病毒侵袭而致。肺开窍于鼻，司呼吸而主皮毛，故风寒外袭皮毛，内犯于肺，或风热上侵，多先犯肺，二者均可导致肺气不宣，肺失清肃，以致邪毒停聚鼻窍而发病。

【临床表现】急性鼻炎表现为鼻黏膜肿胀、鼻塞、流清涕，伴有头痛、发热、恶风；舌质红、苔薄黄或薄白，脉象浮数。慢性鼻炎则表现为鼻黏膜弥漫性充血，肥厚或萎缩，分泌物多，流脓涕，鼻塞加重，伴有鼻音，鼻黏膜干燥，鼻腔变宽，嗅觉减退；舌质红、苔黄，脉象数。

【推拿处方】手法：分抹法、揉法、擦法、按法、拿法、㨰法等。

配穴：迎香、印堂、风池、肺俞、合谷等穴。

【操作】受术者取仰卧位，术者坐于其头侧。①分抹前额部 30～50 次；②按揉头面部穴位，以"得气"为宜；③食、中二指分擦鼻翼部两侧，以"透热"为度；④搓、拿揉颈项部 3～5 分钟。

偏风寒者，加揉风门穴；擦背部膀胱经，以"透热"为度。风热者，加揉大椎、曲池穴；擦背部膀胱经，以微红为度。

以上治疗每日或隔日 1 次。

【病案举例】陈某，女，32 岁，职员。2010 年 12 月 10 日初诊。

主诉：交替性鼻塞，流黏涕 3 个月余。

病史：患者于 2010 年 9 月因受寒后出现鼻塞、喷嚏，涕多而清稀，伴发热（37.5℃）、咽痛，当时未就诊治疗，1 周后症状基本缓解。以后每因受寒即出现交替性鼻塞，夜间加重，鼻流浊涕，伴有头部微胀痛。同年 10 月 3 日到某医院就诊，给予滴鼻净、藿胆丸等治疗，效果不佳，遂来诊。

查体：青年女性，鼻黏膜充血肿胀，鼻甲肥大、色潮红，鼻涕多而黄稠，伴嗅觉减退、面色白、乏力；舌质淡、苔薄黄，脉象沉细。

诊断：慢性鼻炎。

治疗：按拟定方法治疗 1 次约 10 分钟毕，鼻塞减轻，头胀痛顿感缓解，全身轻松舒适。继续守法治疗 6 次，呼吸顺畅，鼻流涕消失，已无头痛，鼻黏膜基本正常。为巩固疗效，继续守法隔日治疗 1 个月，诸症消失，嗅觉灵敏。半年后随访，病愈，未复发。

● 牙痛

牙痛多由牙齿及牙周疾病引起。祖国医学把牙痛分为虚实两大类，实证多因胃火引起，虚证多由肾虚所致。

【病因病机】本病多由于胃中有热，牙体及齿龈不健，复感风热之邪侵犯，致火热上蒸齿龈；或素体肾阴亏损，虚火上炎扰及齿龈；或平素膏粱厚味，过食糖质，牙齿污秽，以致牙体被蛀蚀引起。

【临床表现】患齿疼痛，遇冷、热、酸、甜等刺激加剧。由胃火引起者，常伴有牙龈红肿或溢脓、口臭、口渴、大便秘结、小便短赤；舌质红、苔黄厚，脉象数。由肾虚引起者，常伴有牙根松动、牙齿隐痛或微痛，牙龈微红，咬物时牙痛明显，或午后痛甚，咽干；舌质红、少苔或无苔，脉象细数。

牙体不断遭受侵蚀出现蛀孔，饮食时食物嵌塞于龋洞或受冷热等刺激引起疼痛者，为龋齿牙痛。

【推拿处方】手法：指按法、指揉法等。

配穴：颊车、下关、合谷、牙痛穴（位于掌面第 3、4 掌骨间距掌横纹 1 寸处）等。

【操作】受术者取坐位或仰卧位。①术者指揉患侧脸颊部，以痛处为重点，操作 3～5 分钟；②按揉以上所取穴位，以"得气"为宜。

牙痛甚者，加揉太冲穴；虚火牙痛者，加揉太溪穴；风热牙痛穴，加揉内庭、风池穴。

每日治疗 1 次。

【注意】保持口腔卫生，睡前刷牙；减少冷热刺激；发现龋齿应及早治疗。